MANUAL PARA
ADELGAZAR
Y ESTAR EN FORMA

MANUAL PARA ADELGAZAR
Y ESTAR EN FORMA

David Francisco Jiménez Reguera

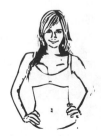

Número de Control de la Biblioteca del Congreso de EE. UU.:   2014914073
ISBN: Tapa Dura   978-1-4633-9010-5
                   Tapa Blanda   978-1-4633-9011-2
                   Libro Electrónico   978-1-4633-9012-9

Fecha de revisión: 19/08/2014

Para realizar pedidos de este libro, contacte con:
Palibrio LLC
1663 Liberty Drive
Suite 200
Bloomington, IN 47403
Gratis desde EE. UU. al 877.407.5847
Gratis desde México al 01.800.288.2243
Gratis desde España al 900.866.949
Desde otro país al +1.812.671.9757
Fax: 01.812.355.1576
ventas@palibrio.com
663856

En este libro aprenderemos a llevar un adecuado plan alimenticio, el cual combinado con una rutina de ejercicios nos ayudara a prevenir el problema de la obesidad. Te imaginas todas las cosas que puedes hacer con un cuerpo más sano y ágil. Recuerda solo se vive una vez.

ÍNDICE

TODO SE PUEDE EN ESTA VIDA, CUIDA TU CUERPO.
POR QUÉ EN EL ESTARÁS TODA TU EXISTENCIA

Dedico este libro a mis padres
Dora y Anastacio
01/08/2014

A mi esposa melina que me ayudo a iniciar este proyecto

INTRODUCCION

Después de batallar con mi peso desde hace mucho tiempo, el día de hoy comparto los conocimientos que he adquirido, créanmelo probé absolutamente de todo, desde los suplementos alimenticios que nos vende las personas en las calles, hasta medicamentos potentes y costosos, así como capsulas peligrosas que nos ofrecen las empresas farmacéuticas, todo para poder deshacerme del exceso de grasa en mi cuerpo. Al paso del tiempo comprendí que lo que estaba buscando estaba a la vuelta de la esquina en una simple y sencilla tienda de frutas y verduras.

Pero todo inicio un día sábado que estaba viendo uno de mis deportes favoritos que es el boxeo, en un quinto o séptimo round, un manager le dio de beber a su boxeador un pequeño frasco de color blanco, lo cual se le hizo raro a uno de los narradores y dio la indicación para que preguntarán, ¿Qué era lo que contenía el frasco?, a lo cual le contestaron que era glucosa. Ya que el peleador era diabético. Y recuerdo que dieron una pequeña explicación de la glucosa.

Acto seguido me dio por investigar cual era la forma o el proceso por el cual el cuerpo se alimentaba y se mantenía funcionando, de lo cual pude recabar mucha información que me ayudo a entender más a mi propio sistema.

Por fin pude entender la diferencia entre bajar de peso sacrificando el alimento y la forma de quemar la grasa por medio de un completo plan alimenticio complementado con ejercicio. Cuando comprendí estas dos ideas, fue el día que encontré lo que tanto estaba buscando.

Esto cambio por completo mi mentalidad de consumir cualquier tipo de pastillas o líquidos para no estar gordo, y pude leer de los efectos o cosas que esos medicamentos le hacían a mi cuerpo, estos famosos "suplementos alimenticios" forzaban a mi cuerpo a perder agua o las famosas dietas que provocaban que mi organismo se consumiera así mismo, para poder alimentar a mis propias células y de esa forma, tener el más enorme engaño en la báscula. A pesar de que en ocasiones en el espejo estaba delgado, se me nota un rostro enfermo y un estómago lleno de grasa.

Pero esto es ocasionado por nosotros mismos, ya que nos gustan las soluciones "simple y rápidas"; por tal razón preferimos que las grandes empresas nos digan come de todo lo que desee, al fin y al cabo tomarte un sobre de esta espectacular mezcla de vitaminas y minerales, va a mejorar las funciones de tu organismo, tremendo engaño. Todavía de que nos dicen esas falsedades, nos ponen a trabajar para ellos de forma gratuita.

Para muchos este ha sido un sueño imposible, que al no lograrlo en muchas ocasiones queda en juego nuestra felicidad, desgraciadamente nuestro cuerpo no trae un manual para poder entender la forma en que funciona. Pero ese ya no será un problema.

En este libro encontraras las soluciones más económicas y fáciles de seguir un plan alimenticio donde puedas comer de todos los productos que benefician el buen funcionamiento de nuestro cuerpo y créeme seguir estas recomendaciones es de los más simple y divertido. Conocerás a tu maravilloso cuerpo por primera vez y te darás cuenta de lo espectacular que es. Y nunca sentirás ese estrés por comer poco o demasiado poco, porque aquí comerás hasta que sientas la satisfacción de estar verdaderamente lleno.

No se hable más y empecemos............................

¿MEXICO ES UN PAIS OBESO?

En reportes de la FAO (Organización de Naciones Unidas para la Alimentación y la Agricultura), México ya ocupa el primer lugar de obesidad en el mundo.

Según informes del 2008, la obesidad en México alcanzo un 32.8%, superando a la de Estados Unidos con un porcentaje del 31,8%. Que observando el dato tan solo es un 1%, pero a la velocidad que vamos engordando junto a una mala alimentación y una falta de ejercicio, seguramente ese porcentaje ira creciendo.

Y la pregunta que nos hacemos todo México, ¿Por qué estamos engordando? Los investigadores en nutrición y salud pública confirman que es el resultado de una mala alimentación y la publicidad engañosa que nos venden con los productos de altos porcentajes calóricos.

Son varios los factores y sobre todo las malas combinaciones que hacemos al injerir nuestros alimentos, otro de los factores son el consumo de comestibles con alta concentración calórica, los precios bajos para acceder a estos productos, hacer poco o nada de ejercicio debido a la inseguridad que existe en este país y porque simplemente se nos hace más fácil consumir productos procesados, ya que no tenemos tiempo para prepararnos nuestras comidas.

Según encuestas nacionales de nutrición elaboradas por la Secretaria de Salud sobre la obesidad a partir del 2000 que había un porcentaje del 23.5%, este se disparó al 2006 al 30.2%, aumentando rápidamente más del 7%. Desafortunadamente no paro ahí, ya que el problema se ha ido agravando, porque en una encuesta del 2012, México volvió a tener un aumento en el porcentaje del 2.2%. Por lo cual podemos deducir que seguimos sin tener un plan efectivo para reducir la obesidad en nuestro país.

Explica la nutrióloga Cecilia García Schinkel, Directora en México del International Life Science Institute (ILSI). Asociación especializada en salud pública y fundada en Estados Unidos. Nos dice que México inicio con este desorden alimenticio desde hace 30 años y que el problema sigue creciendo, ya que es una enfermedad crónica, sistémica e inflamatoria.

También debemos de considerar que las personas han hecho de todo para lograr que México sea el primer lugar en obesidad y que ya esto se ha convertido también en una enfermedad mental y aunado a las malas costumbres que hemos adquirido, y si a esto le agregamos toda la publicidad engañosa con la que nos venden productos que afectan nuestra salud y nuestro bolsillo.

Debemos de recalcar que los legisladores de nuestro país deberían de trabajar en hacer una política que verdaderamente beneficie a los ciudadanos y no los intereses partidistas, ya que deberían de obligar a las empresas a hacer una descripción verídica de sus productos y obligarlos a utilizar materia prima de calidad para la elaboración de sus productos. Pero esto lo lograran el día que antepongan la salud sobre el dinero.

Me entristece saber que México es el consumidor número 1 de refrescos, por desgracia estos productos solo favorecen la obesidad y por si no lo sabias, es por su alto contenido de azúcar.

En un informe de la FAO (Organización de Naciones Unidas para la Alimentación y la Agricultura) En México tenemos un problema enorme ya que en todo el mundo las empresas están optando por ofrecernos productos que son procesados, productos que no contienen ni vitaminas, ni minerales, son en pocas palabras grandes fuentes de grasas para nuestros cuerpos.

Por lo tanto, debemos de modificar urgentemente nuestra forma de alimentarnos y comprar alimentos que no sean procesados, y si los que sean naturales, ya que en ellos encontraremos los nutrientes que necesitan nuestros cuerpos y asegurar su buen funcionamiento. Pero el problema es que la venta de los alimentos procesados sigue en crecimiento, esto como ya lo mencionamos antes, es por lo económico y lo accesible que hacen los súper de estos productos, ya que a ellos les genera buenas ganancias, pero a nosotros nos generan solo obesidad.

La buena noticia está en que la solución la tenemos en nuestras manos y que solamente de nosotros depende el querer hacer las cosas bien, es hora de cambiar nuestros hábitos, así como nuestras costumbres, ya que es lo que está afectando fuertemente nuestra salud.

La obesidad en México ya empezó hacer un problema económico para el país. En el Libro Obesidad en México: recomendaciones para una política de Estado, se calcula que para el año 2017 a México la obesidad le costara de 70,000 a 101,000 millones de pesos, si, estás pensando lo mismo que yo, es mucho dinero. Pero ese es el costo de nuestra mala alimentación y de la mala publicidad que nos venden todos los días.

En la presentación del libro antes mencionado, el Dr. Juan Ángel Rivera Domarco, investigador del instituto nacional de salud pública (INSP), Informo que en México se ha cimentado un ambiente de obesidad que estimula el consumo de alimentos que generan obesidad, como la tortilla, grasas saturadas, bebidas con altos concentrados de azúcar y somos un país que no nos gusta ejercitarnos.

Pero este, ya no solo es un problema de los individuos, sino también de nuestros gobernantes, ya que no han profundizado en el tema, lo poco que se ha hecho son ideas huecas y sin fondo, ya que no han parado toda esa publicidad falsa que nos siguen enviando todos los días, tal vez quieran que en realidad estemos gordos.

Nos dice la unidad de Análisis Económicos de la Secretaria de Salud, que en el 2008 se destinaron 67,000 millones de pesos, para atender enfermedades relacionados con la obesidad, como la diabetes, problemas cardiovasculares, hipertensión, problemas renales, así que sería bueno que los legisladores empiecen hacer su trabajo por el cual nosotros le pagamos. ¿O usted que cree?

LA OBESIDAD UN PROBLEMA MUNDIAL

Está comprobado que la obesidad ya es un problema mundial que no respeta clases sociales, ni sexo. Incluso hoy en día ya es catalogada como una enfermedad crónica y que ayuda la creación de otras enfermedades en el organismo. Las personas que sufren de este problema tienden a vivir menos. Un obeso vive 5.8 años menos que alguien con un peso normal y en las mujeres es de 7.1 años.

Datos de la organización mundial de la salud, indican resultados alarmantes de que en el 2010, existían 43 millones de niños menores de 5 años con sobrepeso, tal parece que a nuestros padres y madres, se les está olvidando que la alimentación es la base de nuestra salud o lo que puede ser peor, tal vez todos estamos siendo educados para ser gordos.

Esto sumado a que el 65% de la población mundial vive en países donde el sobrepeso y la obesidad causan un gran número de muertes, esto refleja un problema alarmante.

¿QUE ES EL SOBREPESO Y LA OBESIDAD?

El sobrepeso y la obesidad se definen como una acumulación anormal o excesiva de grasa que puede ser perjudicial para nuestra salud.

A continuación, te muestro algunos de los padecimientos más comunes:

1.- Enfermedades Cardiovasculares

Una enfermedad cardiaca se produce por la acumulación de materia grasa que obstruye las arterias coronarias, las cuales llevan el oxígeno y los nutrientes al corazón.

La causa principal de fallecimiento en personas obesas son las enfermedades cardiovasculares. A diferencia de alguien con un peso normal, el riesgo de sufrir una enfermedad de este tipo se triplica en comparación a una persona obesa.

Así aumenta la posibilidad de sufrir una falta crónica de oxigeno con algún esfuerzo físico pequeño, lo cual puede producir incluso un infarto de miocardio.

2.- Accidente Cerebrovascular

De forma igual a un accidente cardiovascular, una persona obesa puede sufrir lesiones en las arterias cerebrales que pueden desprenderse total o parcialmente, dando como resultado lesiones cerebrales por falta de riego en este órgano.

A medida que el exceso de peso aumenta, lo hace también la probabilidad de sufrir un accidente cerebrovascular que puede causar la muerte del afectado.

3.- Distintos Tipos de Cáncer

Diversos estudios a lo largo de la historia de la medicina, demuestran que existe un mayor riesgo de padecer cáncer de esófago, colon, recto, hígado, vesícula biliar, páncreas, riñón, mama y útero cuando se es obeso. El riesgo de padecer este tipo de enfermedades es un 50% mayor que en personas de peso normal.

En el caso de los tumores del tubo digestivo, se conoce que la causa más verosímil del aumento del riesgo de cáncer de esófago es el reflujo del jugo gástrico desde el estómago al esófago (conocido como reflujo gastroesofágico), lo que usualmente ocurre en las personas obesas y da lugar a ardores de mayor o menor intensidad.

4.- Depresión y otros trastornos psíquicos.

Es horrible vivirlo, más cuando eres un niño y eres molestado por las demás personas que se creen "perfectas", aún en la adolescencia y adultez se vive este mal, ya que conlleva a una falta de aceptación social, más la impotencia de poder desempañar en ocasiones labores o el deporte que más nos gusta, esto puede producir una depresión.

En el caso de las mujeres, se ha demostrado una relación proporcional entre la obesidad y la depresión. En cambio los hombres se aceptan más aunque sean obesos.

5.- Diabetes Mellitus tipo 2

Este tipo de diabetes es la más común, esta enfermedad se debe al aumento de peso debido al exceso de grasa por la falta de actividad física o simplemente permanecer inmóviles por periodos largos, seguido de una dieta desbalanceada que incluya mucha comida procesada. Al tener este desbalance, nuestro cuerpo empieza a tener problemas con la producción y utilización de la insulina, y como consecuencia las células del organismo no pueden alimentarse correctamente.

Un factor de riesgo de esta enfermedad son los antecedentes familiares, por lo que es muy conveniente prevenir, para que tengamos una vida saludable.

Una persona con sobrepeso tiene un 20% de posibilidades de desarrollar diabetes mellitus II. Las consecuencias de esta terrible enfermedad son las siguientes: insuficiencia renal, insuficiencia arterial, ceguera, infarto y/o insuficiencia cardiaca, trastornos circulatorios que pueden llevar a la amputación de miembros, etc.

Todo estas enfermedades que les acabo de describir se pueden prevenir, siempre y cuando tengamos un verdadero plan alimenticio, ya olvídense de las dietas; aquí en este libro aprenderán a comer de todo, hasta sentirnos satisfechos y cosas naturales. Nada de dietas estresantes que lo único que logran es que al final seamos más obesos.

Y recuerden todo se puede, nunca es tarde para enderezar nuestros hábitos alimenticios y no solo nos vamos a ayudar a nosotros mismo, sino también le vamos a heredar a nuestros hijos una buena forma de alimentarse.

¿Cómo saber si soy obeso?

El índice de masa corporal (IMC) es un indicador simple de la relación entre el peso y la talla que se utiliza frecuentemente para identificar el sobrepeso y la obesidad en los adultos. Se calcula dividiendo el peso de una persona en kilos por el cuadrado de talla en metros (kg/ m2).

Ya sé que se quedaron con la cara de ¿QUE ES ESO? Aquí les va una explicación más fácil, para poder determinar su IMC, vean el siguiente ejemplo:

Si pesan 70 kilos y miden 1.70.

Sería 70 / 1.70 /1.70 = 24.221

La definición de la OMS es la siguiente:

Un IMC igual o superior a 25 determina sobrepeso.

Un IMC igual o superior a 30 determina obesidad.

El resultado del IMC es necesario ya que es el indicador que tenemos para darnos cuenta si estamos en el peso ideal, con sobrepeso o en el peor de los cosas obesos, cabe mencionar que esta ecuación este generalizada, es decir sirve para ambos sexos, pero es importante subrayar que esta ecuación no aplica para las personas que desempeñan algún tipo de deporte, ya que las personas que van al gimnasio por lo regular desarrollan masa muscular, la cual pesa más que la grasa.

Estudio sobre la nutrición y específicamente que enfermedades se pueden desarrollar por este problema mundial que es la obesidad.

Si tu índice de masa corporal se encuentra entre los 25 y 27.

Se puede decir que sufres de SOBREPESO:

Y PUEDAS DESARROLLAR: Fatigas, Enfermedades digestivas, Problemas cardiacos, Mala circulación en piernas y Varices.

Si tu índice de masa corporal se encuentra entre los 27 y 30.

Se puede decir que sufres de SOBREPESO CRONICO

Y PUEDAS DESARROLLAR: Diabetes, Hipertensión, Enfermedades Cardiovasculares, Problemas articulares de rodillas, columnas. Y cálculos biliares.

Si tu índice de masa corporal se encuentra entre los 30 y 35.

Se puede decir que sufres de OBESIDAD 1

Y PUEDAS DESARROLLAR: Diabetes, Cáncer, Angina de pecho, Infarto, Tromboflebitis, Arteriosclerosis, Embolias y Alteraciones en la menstruación.

Si tu índice de masa corporal se encuentra entre los 35 en adelante.

Se puede decir que sufres de OBESIDAD 2

Y PUEDAS DESARROLLAR: Trombosis pulmonar, Ulceras varicosas, Cáncer de próstata, Reflujo esofágico, Discriminación social, laboral y sexual, Cáncer de colon, cáncer uterino, Cáncer mamario, experimentar falta de aire, somnolencia y ser susceptible a accidentes.

Como se pudo leer, no cabe duda que la obesidad sea la principal causante de todos los males que podamos desarrollar, por lo cual te pido que hagas un pequeño análisis en tu vida, y te preguntes ¿Por qué hay tantos casos de cáncer en el mundo?, sin duda algo estamos haciendo mal y tal vez sea la mala alimentación que llevamos.

Si no pueden calcular el índice de masa corporal en internet hay muchos sitios en los cuales solo tienen que agregar su peso y estatura, y les arroja el índice de masa corporal, incluso hasta les dice que tipo de obesidad tienen y que enfermedades pueden desarrollar. Y tomar las acciones que sean necesarias.

QUIERO ADELGAZAR

Durante años estoy seguro que mucho de nosotros hemos tenido una palabra clave en nuestros labios y esa palabra es EL METABOLISMO, y esta es la clave de todo lo que rodea nuestros males, pero también es aquella que nos llevara a cumplir todas nuestras metas relacionadas con el peso y por consecuencia de nuestra salud.

Por muchos años para mí fue una palabra hueca, la mencionaba muy a menudo, pero nunca investigue su significado, sin saber que era la clave de todo, EL METABOLISMO. Siempre decía: ESTOY GORDO POR QUE TENGO EL METABOLISMO LENTO, tan fácil que era deducir, que por consecuencia podía estar DELGADO SI TUVIERA EL METABOLISMO FUNCIONAL O RAPIDO.

El empezar a investigar sobre el metabolismo me llevo años, no fue de un día para otro, pase de consumir cualquier tipo de productos engañosos, hasta comprar los aparatos que te adelgazan en 4 semanas, si verdad uno cae en esa publicidad engañosa, pero nuestra mente siempre quiere salir de dudas.

Y como les dije en la introducción de este libro, todo sucedió una noche que me encontraba disfrutando del box, con aquella palabra GLUCOSA y esa palabra me llevo a METABOLISMO y a la par mi esposa me enviaba combinaciones de frutas y verduras para poder adelgazar y creo que empecé a entender poco a poco a mi cuerpo y no pare ahí, compre libros para adentrarme en el conocimiento de mi propio organismo, todo era perfecto, porque podía ver los resultados en el espejo y en mi ropa.

Pero ¿QUE ES EL METABOLISMO?

Vamos a definirlo de una forma sencilla, ya que deseo que sea interpretado este libro por cualquier persona.

ES EL CONJUNTO DE PROCESOS QUE REALIZA NESTRO CUERPO, PARA CONVERTIR LOS ALIMENTOS EN ENERGIA, PARA SER UTILIZADAS EN LA ACTIVIDAD MOLECULAR Y FISICAS.

Recuerdan que mencionamos el metabolismo lento y el metabolismo funcional o rápido, la lentitud de este se debe a nuestros desórdenes alimenticios, como es:

1.- LA DESHIDRATACIÓN, ya que nunca hidratamos nuestro cuerpo de una forma debida, por lo regular siempre estamos tomando refrescos, jugos procesados, cervezas, etc. Y la verdad estos son productos que aceleran la DESHIDRATACIÓN, por lo que contribuimos de manera directa a que nuestro cuerpo tenga esos grandes obstáculos, por desgracia nuestra mente cuando está mal acostumbrada solo busca la satisfacción que le ocasionan ciertos productos y el que sufre las consecuencias es el organismo.

2.- LA TIROIDES, esta glándula es la más importante ya que regula todo lo relacionado con el funcionamiento de nuestro organismo, se encuentra ubicada en el cuello y es esencial ya que regula el metabolismo de nuestro cuerpo, es decir la forma en que se queman las calorías, por lo tanto debemos de cuidar su buen funcionamiento.

Uno de los factores que más estropea el buen funcionamiento de la glándula es el estrés, por lo que, les aconsejo estén lo más relajados posibles que se pueda, claro hoy en día al ritmo en que vivimos se podría decir que es imposible, salvo que seas multimillonario y goces de perfecta salud, entonces si tal vez se podría estar lo menos estresado posible, pero por lo pronto haz lo necesario para mantener la calma.

En estadísticas está comprobado que las mujeres padecen más de la glándulas tiroides, claro por lo regular están bajo constante estrés, cuidar niños no es de lo más sencillo o tener bebes no creo que sea lo más fácil del mundo, por lo tanto señores, aunque nos cueste trabajo aceptarlo el ser mujer no es sencillo, quiéranla y cuídenla mucho.

También existen productos que afectan a esta glándula, por lo que les recomiendo reducir o de plano desistir de consumirlos por un tiempo, estos son los productos elaborados a base de harina, como el pan, los productos de soya y todos aquellos carbohidratos refinados, así es todos los productos que encuentren en la tiendita de la esquina, como las papas fritas, dulces, galletas, refrescos, etc.

Sin duda uno de los mejores amigos que puede tener la glándula es un buen plan alimenticio, donde podamos aportar todos los nutrientes que nuestro organismo necesita para su adecuado funcionamiento y va hacer una tarea donde tengamos que incluir toda la fuerza de voluntad que poseamos, porque el inicio es un poco difícil, pero al final los resultados son sorprendentes.

3.- EL HONGO CANDIDA ALBICANS, seguramente ya lo han escuchado en algunos comerciales, donde dicen que es uno de los causantes de las infecciones en el cuerpo, pues este enemigo íntimo, como mucho lo llaman es también otro elemento que ocasiona el mal funcionamiento de nuestro metabolismo y que también tiene solución, y esta es dejar de comer los famosos productos procesados, ya que este hongo basa su dieta en ese tipo de alimentos, de nueva cuenta caemos en lo mismo de tratar de mantener un plan alimenticio adecuado y natural. Cabe mencionar que este hongo, nace y muere con el ser humano, por lo que debemos de estarlo siempre controlando, ya que el exceso en nuestro cuerpo puede traer enfermedades, de ahí el nombre de enemigo íntimo, porque nos va acompañar toda la vida.

QUE SON LOS CARBOHIDRATOS

CARBOHIDRATOS.- Son aquellas moléculas orgánicas compuestas por carbono, hidrogeno y oxigeno que resulta ser la forma biológica primaria de almacenamiento y consumo de energía.

Estos son de total importancia para el organismo humano, ya que contiene las vitaminas y minerales que necesitamos para agilizar nuestro metabolismo, juegan un papel importante ya que si no consumimos las cantidades necesarias, difícilmente nuestro cuerpo puede crear enzimas que ayudan a procesar los alimentos. Cuando nuestro cuerpo hace la adecuada metabolización de los alimentos, estos nutrientes pueden ser aprovechados fácilmente por nuestras células, entregándonos una estabilidad perfecta.

Desgraciadamente la mayoría de las personas estamos o estuvimos muy acostumbrados a consumir los carbohidratos refinados, que son los que ocasionan el descontrol de todo nuestro organismo, esto es como una adicción que vamos desarrollando atreves del tiempo, lamentablemente desde niños somos contaminados y sin darnos cuentas nos volvemos dependientes de estos alimentos sin beneficios, por lo que tal vez sea un poco difícil tratar de alejarnos de ellos, pero no imposible.

La buena noticia que les tengo es que si lo intentas, el consumir carbohidratos naturales, también el cuerpo logra tener una hermosa y nutritiva adicción hacia las cosas buenas, créeme el día que sientas y disfrutes los diferentes sabores, no dejaras de saborearlos, eso te lo puedo prometer.

Vamos a dividir en 2 tipos a los carbohidratos:

Carbohidratos Refinados.- este tipo de energía es a la que la mayoría de nosotros estamos a acostumbrados a consumir, pero al ser consumibles procesados, son de difícil asimilación para el cuerpo humano, por lo que se le facilita mejor almacenarla en forma de grasa, los alimentos que la integran son todos los derivados de las harinas, pizzas con conservadores como las que venden en el supermercado, jugos enlatados, frituras, licuados procesados, verduras enlatadas, todo aquellos que contenga conservadores, colorantes, saborizantes artificiales, son productos que perjudican nuestro metabolismo.

Carbohidratos Naturales.- Son los que provienen de la naturaleza como los vegetales y frutas, por lo regular son los que menos incluimos en nuestro menú o en dado caso de que estén incluidas estas van a acompañadas de aderezos comerciales, lo que prácticamente nulifica cualquier beneficio que podamos encontrar en ellas. El consumir este tipo de carbohidrato no solo beneficio al máximo mi salud, si no también mi bolsillo, ya que si hacemos cuenta de todo lo que gastamos a la semana en la tiendita de la esquina, no me lo creerían de los gastos innecesarios que nos ocasionan ese tipo de antojitos.

¿Por qué los carbohidratos naturales nos ayudan a quemar la grasa?

El proceso de cómo se absorben los carbohidratos en el cuerpo es el siguiente:

El carbohidrato se vuelve Glucosa y la Glucosa genera insulina en el cuerpo, la Insulina recoge la Glucosa y la lleva a la Célula para que coma la energía. El excedente lo vuelve grasa y lo almacena en el cuerpo.

La explicación del por qué los naturales nos hacen quemar la grasa es muy fácil, ya que estos son metabolizados sin ningún problema por el cuerpo, son un alimento perfecto y completo para las células ya que le aporta todas las vitaminas y minerales que necesita, de tal manera que no te dejara sentir hambre entre comidas, en cuanto a la grasa acumulada esta podrá ser desechada fácilmente si le agregamos ejercicios a nuestro cuerpo, y de esta forma quemar ese exceso acumulado por años.

Iniciar no es fácil, pero el día en que comiences a ver los resultados no vas a parar hasta lograr tu meta. Te lo aseguro, empezar a verte delgado en el espejo es la mejor motivación que tendrás, también podrás verla en tu cintura.

EL AGUA

AGUA.- Es el producto de la combinación de dos átomos de hidrogeno y uno de oxígeno. Es de total importancia para la vida, forma parte del proceso del metabolismo del cuerpo, el agua es también el eje de las funciones enzimáticas y es un neutralizante de los ácidos gástricos en el cuerpo, el agua se considera neutra con un PH de 7.

Consumir este vital liquido diariamente nos trae beneficios que a diferencia de los refrescos, que no nos aportan nada y a lenta nuestro metabolismo, los líquidos procesados son muy ácidos para el cuerpo, y lo ideal es mantener un PH balanceado.

Sin duda este tema es muy importante para poder llegar a nuestra meta de adelgazar, ya que sin agua simplemente moriríamos, las cantidades necesarias de agua que requiere el cuerpo humano aproximadamente es de 2 litros al día, claro no te pido que te la tomes toda en un solo sorbo, esta deberás consumirla poco a poco en el transcurso del día. Ya que si lo haces en un solo acto no dejaras de visitar el baño, ya que activaras algo llamado diuresis.

Hay que recordar que todo en exceso es malo, por lo que te aconsejo que siempre escuches a tu cuerpo, la forma ideal de medir el consumo de agua es por medio de la sed, está es la forma en que el cuerpo te pedirá este líquido, claro en muchas ocasiones decidimos darle refrescos, que es lo contrario a lo que nos pide. Por desgracia el darle este tipo de sustancia perjudica a todo nuestro metabolismo, lo ideal es el agua, si quieres adelgazar esa es otra de las bases para llegar a esa meta.

Como te lo dije anteriormente si caemos en consumir demasiada agua vamos a ocasionar que algunos minerales se diluyan rápidamente, lo que va a ocasionar un desequilibrio nuevamente en el organismo humano, los minerales como el potasio, sodio y magnesio son los que estaremos desechando.

Por consecuencia si deseamos tener un cuerpo saludable, solo debemos de cambiar esos malos hábitos de consumir bebidas azucaradas, incluso las bebidas rehidratantes o bebidas deportivas tienen altos concentrados de azúcar, por lo que te aconsejo, si quieres quemar el exceso de grasa, tendrás que consumir solo agua. Créeme cuando te acostumbres al agua, ya no querrás tomar otra cosa.

Más adelante veremos unos datos de las reacciones que provocan las bebidas azucaradas en nuestro cuerpo y llegaremos a una conclusión que no solo mejorara tu salud, también lo hará tu bolsillo.

Por todos es bien sabido que el agua y la grasa no pueden fusionarse, cuantas veces no hemos visto comerciales donde ponen un vaso con aceite y al introducirle agua, el aceite simplemente es desplazado, pues esa es la forma más simple en cómo podemos entender la función del agua en el cuerpo, ya que nos ayudara a eliminar las toxinas acumuladas y por consecuencia a remover el exceso de grasa.

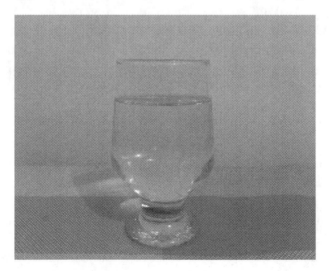

DIFERENCIA ENTRE BAJAR DE PESO Y QUEMAR GRASA

Este es un tema que debemos de entender completamente, ya que saber diferenciar estos dos términos, nos hará llegar a nuestra meta de forma segura y saludable, cuantas veces no hemos perdido peso y las personas nos preguntan, ¿oye estas enfermo? A mí me lo preguntaron en varias ocasiones, por el simple hecho de que mi método de bajar de peso era agresivo y por lo tanto maltrataba a mi organismo.

Bajar de peso se puede lograr de muchas formas una de ellas es hacer dietas donde no cenamos o aun peor donde nos privamos del desayuno, enorme error cuantas veces no hemos escuchado que el desayuno es la comida más importante del día.

¿Pero es lo correcto dejar de comer? Claro que es la peor idea que se nos pudo haber ocurrido, ya que como les vuelvo a repetir el no darle al organismo los nutrientes necesarios ocasiona un fuerte descontrol en el metabolismo, y claro al no comer van a bajar de peso, ya que nuestro propio organismo toma los nutrientes que necesita de nuestro cuerpo para poder alimentar las células y así lograr sobrevivir. Lo cual ocasiona un fuerte daño.

En ocasiones también se puede bajar de peso consumiendo los famosos productos que tanto anuncian en las televisoras, nos bombardean constantemente con su publicidad engañosa y nos ofrecen píldoras milagrosas, que lo único que causan son deshidrataciones en el cuerpo, por lo tanto llegamos a experimentar pérdidas de 1 a 2 kilogramos, que rápidamente subimos con el hecho de tomar agua, pero te puedes imaginar el daño que le están ocasionando a tu cuerpo al dejarlo sin agua, simplemente están destrozando la agilidad de tu metabolismo.

He leído autores tan malos de libros respecto al tema de bajar de peso, al grado de recomendar seguir una dieta donde no se consuman absolutamente nada de proteínas, por desgracia ellos no saben que el cuerpo baja de peso por el simple hecho de no consumir PROTEINAS, así es, si el cuerpo no las obtiene a través de los alimentos, este se toma la libertad de destruir musculo y simplemente toma lo que necesita de nuestro organismo. Reduciendo nuestra masa muscular, más no la grasa.

Entonces, que sería lo recomendable para nosotros. Lo ideal es QUEMAR EL EXCESO DE GRASA y como consecuencia vamos adelgazar, esto lo vamos a lograr solo dándole a nuestro cuerpo lo que necesita para poder vivir y ¿Qué es lo que necesita nuestro cuerpo? Proteínas, Carbohidratos, Grasas, Vitamina, Minerales y Aminoácidos, la combinación de estos elementos, simplemente agiliza a nuestro metabolismo, produciendo un equilibrio en nuestro organismo. Agregando una serie de ejercicios para desalojar la obesidad de nuestros cuerpos. Recuerda todo los productos deben de ser naturales, nada de comida refinada. Los productos procesados crean mucha grasa en el cuerpo, debido a que no pueden ser metabolizados fácilmente. Y al no poder ser aprovechados el cuerpo los almacena en forma de grasa.

Nuestro mejor amigo para bajar de peso sin duda va hacer el ejercicio, ya que de esta forma vamos a quemar el exceso de grasa almacenada en nuestro cuerpo, sin duda necesitaremos de nuestro empeño y tiempo para empezar a movernos. Claro la recompensa será que vamos agotar toda esa energía acumulada en forma de grasa.

Así que recuerden cualquiera puede bajar de peso con solo dejar de comer, pero no se lo recomiendo a nadie. Lo que verdaderamente se necesita es mejorar nuestro metabolismo, quemar el exceso de grasa por medio del ejercicio y de la buena alimentación.

POR QUE ES DIFICIL BAJAR DE PESO PARA LA MUJER

Al pensar en este tema veo como la naturaleza le dio a la mujer el privilegio de crear vida, pero ese mismo don la tiene marcada en este tema, ya que su cuerpo está diseñado para almacenar la grasa, de esta forma puede crear la vida dentro de su ser.

La mujer es un ser hermoso que lamentablemente vive constantes cambios en su interior, cambios que en ocasiones interfieren en el buen funcionamiento del metabolismo, las mujeres son más susceptibles a los cambios de ánimo, cuando la mujer pierde un ser querido o que esté pasando por un divorcio, son situaciones que le afectan mucho más que aun hombre, sin dejar pasar las ocasiones en que tiene embarazos de altos riesgos o que simplemente sus bebes ya nacidos se niegan a tomar la leche materna, sin duda desenlaza un desorden emocional afectado el buen funcionamiento del metabolismo.

Estos cambios de ánimo son los que afectan a la glándula tiroides, esta como ya la describimos anteriormente es la encargada de controlar muchas actividades de nuestro organismo, sobre todo aquellas relacionadas con la quema de grasas, por lo tanto es indispensable para el buen funcionamiento del metabolismo. Por lo tanto mujeres deben aprender a controlarse más, para que no se me estresen mucho.

También pude leer en libros que el estrés no es el único enemigo de la glándula tiroides y que existen productos que le afectan directamente, como son todos los derivados de las harinas, como pastas, pan, pizzas, etc. También entran en esta lista los productos refinados de los cuales ya hablamos anteriormente, ya vez como una buena y sana alimentación es lo único que necesitamos. Claro no debemos de olvidar al agua.

Definitivamente el elemento natural que más ayuda a la mujer es el agua, tomar un vaso de agua caliente a temperatura de un té, en ayunas, ayuda a disolver la grasa del cuerpo, esta es una solución para el problema de la celulitis o piel de naranja.

Más adelante veremos una serie de planes alimenticios que beneficiaran el buen funcionamiento de nuestro metabolismo.

HONGO CANDIDA ALBICANS

Este hongo fue investigado por el doctor Willian G. Crookwth, él pudo constatar que el cuerpo humano puede ser afectado en su buen funcionamiento cuando se tiene un exceso de esta levadura que vive en nuestro interior, incluso la relaciona con muchos males, uno de ellos sería tener problemas estomacales muy seguido.

En internet pueden buscar imagines de la cándida álbicans, vista desde un microscopio y fotos de las enfermedades que causa en la piel. Algunas son imágenes impresionantes.

Incluso algunos científicos relacionan al hongo cándida álbicans con el cáncer, ya que se ha comprobado que las personas que tienen esta enfermedad tienen un alto porcentaje de la cándida álbicans.

Existe un test en internet, el cual viene en inglés, pero puedes usar el traductor de Google y no tendrás problemas en llevarlo a cabo. Es muy práctico y el resultado te lo arroja en pocos segundos.

El link es el siguiente:

http://candida-test.com/candida-test.php

Lógicamente podemos relacionar el crecimiento de la cándida álbicans con el aumento de peso, ya que al consumir los carbohidratos procesados, nos generamos obesidad y le damos el alimento que más le gusta a la cándida. Claro también hay casos de personas que son delgadas y tiene mucho hongo en su interior, esto ocasionado como se los vuelvo a repetir por el excesivo consumo de comida procesada o con altos contenidos de azúcar.

¿Pero cómo podemos controlar este hongo?

Para controlarlo necesitamos llevar una dieta muy baja en carbohidratos refinados, que son de los que se alimenta la cándida.

Carbohidratos Refinados.- Son los procesados que generan grasa, como las harinas, el pan, comida chatarra, etc.

Evitar estos alimentos seria aún mejor para tu salud, ya que le quitarías totalmente el alimento que más le gusta a la cándida y si agregas carbohidratos naturales ayudas a que tu flora intestinal funcione mucho mejor y te quitarías de problemas como el estreñimiento, generando así una flora más fuerte que es la enemiga de esta levadura y esto ocasionaría un balance dentro de tu cuerpo.

Carbohidratos Naturales.- Son los que provienen de la naturaleza como los vegetales y frutas.

Si deseas una ayuda para aminorar ese hongo que habita en tu interior te aconsejo que empieces a tomar el aceite de coco orgánico. No le tengan miedo de consumirlo porque el aceite de coco **NO ENGORDA**, recuerden los aceites no engordan lo que engordan son **LOS CARBOHIDRATOS REFINADOS**. El aceite de coco contiene una sustancia llamada ácido láurico, este acido tiene propiedades curativas, tales como antivirales y antibacteriales.

La manera de consumirlo puede ser friendo tus alimentos, agregarlo como aderezo de ensaladas o tomar una cucharada de aceite en las mañanas, cuando está recién hecho el aceite de coco tiene un olor y sabor muy agradable, pero después de 4 días he observado que se pierde el sabor y el olor, pero aun así sigue siendo benéfico para nuestro organismo.

Otro apoyo que podemos tener es una hierba que estoy seguro tienes almacenada en tu cocina, es el ORÉGANO. Por lo regular siempre la utilizamos para condimentar alimentos, más sin embargo tiene propiedades que benefician nuestra salud. Ya que posee propiedades anti fúngicas (anti hongos) y antibacteriales, por que posee timol y carvacrol, efectivos en combatir bacterias, puedes consumirlo fresco o deshidratado, lógicamente fresco contiene más propiedades benéficas, pero si deseas encontrar un gran concentrado de todas sus propiedades te aconsejo que consumas su aceite.

El orégano contiene hierro, manganeso, magnesio, cobre y otros minerales, así como vitamina K, C y B6

También podemos encontrar una importante fuente de aceite Omega 3, importante para que el cuerpo pueda eliminar las grasas que no necesita o las que ya fueron utilizadas.

Por cierto casi lo olvido, también podemos tomar el té de orejano, a mí en lo personal me ayuda a relajarme y a olvidarme del café.

La lista de reacciones que ocasiona el hongo realizada por el Dr. William Crookwth. Es la siguiente:

ACNE

FLUJOS VAGINALES

INFECCIONES URINARIAS

DEFENSAS DEL CUERPO BAJAS (SE ENFERMA DE TODO)

IRREGULARIDADES EN LA MENSTRUACION

DISFUNCION SEXUAL

DESEO EXCESIVO POR CONSUMIR AZUCAR

SIENTO MUCHA FATIGA

PROBLEMAS CON LA TEMPERATURA DEL CUERPO

SENSIBILIDAD AL HUMO DEL CIGARRO, PERFUMES

CONSTANTES PROBLEMAS ESTOMACALES

ALERGIA A CIERTOS ALIMENTOS

HORMIGUEO EN LA PIEL

PICAZON EN LA PIEL

PROBLEMAS DE RESEQUEDAD EN LA PIEL

Ojo, no se vayan alarmar al grado de sentir que ya no tiene solución, estos son solo unos indicadores de que hemos estado haciendo mal las cosas y que de una forma nuestro organismo nos da estas alertas de que debemos de cambiar nuestros malos hábitos alimenticios, es un grito del cuerpo, del cual debemos de ponerle total atención y cuidado. Dime ¿te gustaría vivir saludable? O prefieres estar visitando constantemente a tu doctor, la decisión es tuya.

COMO SE ALIMENTA NUESTRO CUERPO

Para empezar a entender este tema, primero quiero que entendamos que el cuerpo y todo ser vivo de este planeta están formados por células. Estas son las encargadas de darle el funcionamiento a todo nuestro sistema orgánico.

Existen células que solo desempeñan pequeñas funciones y también están aquellas que están reagrupadas y forman los grandes tejidos del cuerpo, los cuales crean y mantienen la vida.

Estas al llevar acabo las funciones de los organismos, son las que controlan nuestro metabolismo y la bioquímica. Es decir todo lo que nos permite vivir. Por consecuencia las células están presentes en las actividades principales como en la absorción de nutrientes, agua, digestión, el crecimiento, la respiración, etc.

Para asegurar el buen funcionamiento de nuestras células vamos a necesitar estar bien alimentados, sobretodo contemplar proteínas, grasas, carbohidratos, vitaminas, minerales y aminoácidos, las últimas las podemos encontrar con la combinación de varias frutas y verduras.

Los carbohidratos los podemos tomar de las frutas y las verduras, como son las manzanas verdes, zanahorias, pepino, apio, espinaca, acelga, aguacate, etc. Estos son una fuente natural de vitaminas, minerales y aminoácidos.

Las proteínas las podemos tomar de las carnes como el huevo, aves, pescado, res y cerdo; también existen las proteínas que contienen los vegetales. La diferencia entre ambas es que la proteína animal es de moléculas más grandes y complejas, por lo que contiene más cantidad y diversidad de aminoácidos, por lo tanto es más difícil de digerir y romper sus cadenas, pero si son combinadas con la proteína vegetal, se puede obtener un conjunto de aminoácidos equilibrados.

Si eres completamente vegetariano puedes obtener la calidad biológica de la combinación de varios vegetales y granos, para así obtener un conjunto de aminoácidos equilibrados, el problema de las dietas vegetarianas es que estas presentan una ausencia de algunas vitaminas, minerales y aminoácidos; como por ejemplo la vitamina B12, como el hierro y en el caso de algunos aminoácidos presentan pobres cantidades e insuficientes, por lo que es necesaria la combinación de los vegetales con granos, y tomar suplementos vitamínicos y minerales.

Las grasas las podemos tomar del aceite de olivo, si consiguen el extra virgen mucho mejor. Aquí va un dato si desean comer el aceite crudo utilicen el aceite de olivo y si desean freír algo utilicen aceite de coco o el aceite de canola, el aceite de coco lo pueden consumir tanto crudo como frito con alimentos.

Todo esto debemos de consumirlo de manera natural, estoy seguro que al tratar de adelgazar ya ha consumido los famosos sobres que nos dicen que traen absolutamente todo lo que necesitas para el buen funcionamiento de tu organismo, de plano falta que algún día nos digan que no necesitamos comer, pero bueno, si ya ha caído en esa tentación, podría asegurarle que no ha logrado adelgazar. Y te lo digo porque yo ya consumí de todo, incluso aquellos licuados nocturnos que provocaban que me revolcara en la cama de hambre, enserio era horrible sentir eso. Pero como les vuelvo a repetir nos encantan las soluciones fáciles, nos gusta vivir engañados y no los culpo yo pase por todo eso, pero al terminar de leer este libro y aplicar lo leído en su alimentación, verán un gran cambio, no solo en su cuerpo, sino también en su forma de vivir.

Lo único que te pido es que si estás acostumbrado a traer tus sobrecitos mágicos y a sentir esa sensación de grandeza cuando lo preparas y posteriormente lo tomas, que primero te enteres que ese sobre nunca te ayudara a tener una vida saludable y que la única forma de mantenerte sano es consumiendo productos totalmente naturales. Ya veraz que con el tiempo hasta vas ahorrar en tu economía, y con ese dinero mejor vete al cine.

VAMOS A VER LOS ALIMENTOS QUE GENERAN OBESIDAD Y LOS QUE ADELGAZAN

Definitivamente si deseas adelgazar vas a necesitar despedirte de muchos alimentos a los que nuestra mente está acostumbrada a consumir o que tal vez hemos generado una mala adicción ya que las consumimos muy a menudo. Estos alimentos en su mayor parte son los procesados, ya que por lo regular al ser sometidos a esas técnicas de conservación tienden a perder todos los nutrientes, claro sin dejar pasar que a estos les agregan grandes cantidades de azúcar, principal generador de obesidad en el mundo.

También es necesario que entendamos que lo que en realidad crea la obesidad en todo el mundo son los carbohidratos, ya que son los que se convierten en glucosa. Esta es la comida de las células, cuando se produce mucha glucosa, el cuerpo solo absorbe la que necesita y la restante la almacena en forma de grasa.

Las proteínas son para alimentar las células musculares, para tener la fuerza necesaria y poder efectuar los movimientos que hacemos diariamente, claro el musculo también sufre daños y utiliza la proteína para reconstruir las fibras que la constituyen, esta es usada en mayor cantidad por los fisicoculturistas para poder hacer esos poderosos cuerpos, bueno aparte de consumir medicamentos que le ayudan a desarrollarse de esa forma, acompañado de mucho ejercicio. Estas las podemos encontrar en la carne de pollo, carne de res, pescados, carne de cerdo, carne de venado, carne de aves, todas las carnes que te puedas imaginar y en algunos vegetales.

El aceite es necesario para nuestro organismo ya que ayuda al buen funcionamiento del metabolismo, principalmente el aceite de coco, el aceite de olivo, sobretodo el extra virgen, estos dos aceites traen propiedades benéficas, nos ayudan a adelgazar y a fortalecer el sistema inmunológico, lubrican el sistema digestivo y sobre todo el aceite de coco estimula el buen funcionamiento de la glándula tiroides. En pocas palabras el aceite nos ayuda adelgazar. Cuantas veces al día no vemos esos comerciales donde nos indican que comer aceites nos hace crear la obesidad. Ojo mucho ojo con lo que vemos y escuchamos, porque ellos con tal de vender te dirán lo que a ellos les conviene.

Las vitaminas, los minerales y aminoácidos, son esenciales en nuestra carrera por quemar nuestro exceso de grasa, ya que por ellas nuestro cuerpo crea enzimas esenciales para la adecuada absorción de los nutrientes, sin estas enzimas el cuerpo no puede alimentarse fácilmente, por lo que siempre sentirás hambre en el transcurso de todo el día y claro al no poder aprovechar la comida, nuestro cuerpo la almacenara en forma de grasa.

Vamos a hacer una lista de los carbohidratos que son difíciles de asimilar para nuestro cuerpo y por consecuencia prefiere almacenarlos en forma de grasa.

Los carbohidratos que nos generan mucha en el cuerpo son los siguientes: Todos los derivados de las harinas como pueden ser pan, pasteles, tortillas, pizzas, etc. La leche ya que contiene lactosa, el arroz, plátano, la papa, los tubérculos, los cereales que venden en los centros comerciales, los dulces, el chocolate, jugos de frutas naturales (contienen fructosa) y los procesados, los refrescos, las cervezas, las comidas rápidas, todos los aderezos comerciales, las galletas, papas fritas, los helados, todo lo procesado que podamos encontrar en las tiendas y claro no podría faltar en nuestra lista el promotor número 1 de la obesidad, el azúcar. Si deseas adelgazar tienes que evitarlos totalmente.

Ahora te voy a dar una lista de los carbohidratos que te ayudaran a estar delgado y a estar saludable, yogurt natural sin azúcar, quesos frescos y trata de evitar los que son madurados, la zanahoria, la acelga, el brócoli, la manzana verde, la espinaca, la lechuga, brócoli, aguacate, apio, almendra, avena, berros, anacardo, nueces, chicharos, durazno, calabacita o calabacín, fresas, lentejas, aceitunas, endivia, alcachofa, rábano, col, pimiento, carambola, membrillo, caqui, esparrago, avellanas, berenjena, arándano, feijoa, champiñón, puerro, carne y agua de coco, pepino, ajo, jícama, etc. Estos son alguno productos que puedes consumir sin temor a engordar, tal vez en tu país existan con nombres diferentes, pero en sí, solo busca aquellas que no sean dulces y podrás conseguir tu meta.

Tal vez hayan escuchado que el aguacate contiene mucha grasa y que no es recomendable para las personas que quieren bajar de peso, lo que es totalmente falso, al contrario el aguacate es una fuente de omega 3 y omega 9, potasio, es bajo en carbohidratos y le entrega grasas saludables al cuerpo aparte de minerales.

Y por si no lo saben el omega 3 es el que nos ayuda a desechar el exceso de grasa que tenemos en nuestro cuerpo.

En el cuerpo tenemos algo llamado páncreas, estas son las encargadas de crear insulina en nuestro organismo, cuando ingerimos los carbohidratos, la insulina los convierte en glucosa con la cual se alimentan las células, cuando estas terminan de comer el excedente de glucosa la vuelve grasa y la almacena en el cuerpo. Y esto sucede cada vez que los consumimos, los carbohidratos refinados son los que generan más glucosa.

VAMOS A DESCRIBIR ALGUNOS ALIMETOS QUE COMEMOS DIARIAMENTE

1.- LECHE.

No es recomendable para las personas que desean bajar de peso, ya que contiene lactosa y la lactosa produce grasa en el cuerpo.

En México se produce la leche deslactosada, a esta leche le quitan completamente la lactosa, pero le agregan azúcar, por esa razón sabe a leche con azúcar y que creen la azúcar produce mucha glucosa. Que al final se almacena en grasa.

2.- DULCE ARTIFICIAL.

Debemos de evitar todos los endulzantes que sean posibles, naturales y artificiales, ya que está comprobado que es el causante de la obesidad en todo el planeta, de hecho hay investigaciones que ligan a este carbohidrato directamente con enfermedades como el cáncer. Ya que alimenta a las células cancerígenas del cuerpo. Si sienten una fuerte necesidad, puedo aconsejarles uno, pero que sea de uso moderado, pero si pueden evitarlo, su salud se los agradecerá.

Dentro de los endulzantes artificiales les puedo recomendar solo el siguiente:

La stevia. Muy sugerido, la azúcar la toman de una planta llamada stevia, así que es fácil para digerir.

La planta de stevia es originaria de Paraguay y sus hojas son 300 veces más dulces que el azúcar de mesa, pero no tiene calorías. Los japoneses lo han usado ampliamente como endulzante en goma de mascar, dulces y salsas, entre otras cosas y han dado prueba de ser segura, según lo expresa la universidad de nueva york. No obstante, tiene algunos efectos secundarios en su uso que hacen que la Administración de Alimentos y Medicamentos (FDA) sea cautelosa en darle aprobación total.

En dosis muy altas puede elevar la presión sanguínea y en algunos animales se ha comprobado infertilidad en consumos muy altos. Por lo que no hay que abusar de este producto. Todo en exceso es perjudicial; está totalmente comprobado.

Recuerden traten de evitar el azúcar en cualquiera de sus presentaciones. Incluso esta viene escondida en muchas bebidas rehidratantes, así que mucho cuidado.

LES DEJO UNA PEQUEÑA INVESTIGACION DEL AZUCAR:

Es un producto adictivo para el ser humano y está comprobado que alimenta las células cancerígenas, es uno de los principales causantes de la obesidad y promueve el envejecimiento prematura del cuerpo.

Se podrían incluso llegar a pensar que la muerte a causa de la azúcar suena bastante exagerado, ya que es un alimento que se ingiere diariamente a nivel mundial, pero existen evidencias de que este producto es el aliado principal de enfermedades crónicas y como lo escribimos anteriormente de la obesidad.

Se han hecho bastantes investigaciones donde el resultado es muy contundente y nos muestra, por encima de cualquier duda, de que el azúcar, en cualquier forma que lo llegue a consumir, tarde o temprano le estará pasando una factura que solo la podrá pagar con su salud.

Por si aún no lo sabe el azúcar se encuentra en grandes cantidades en todos los refrescos, jugos de frutas que venden en las tienditas, en bebidas energetizantes, bebidas deportivas y en todos los alimentos procesados que puedas encontrar en el supermercado, como en las pizzas, helados, chocolates, etc. Y hoy en día casi todas las marcas que venden leches para los recién nacidos contienen mucha azúcar, se ha comprobado que algunas marcas tienen el equivalente al de una botella de gaseosa, por lo tanto muchos niños desde su infancia están siendo acostumbrados a consumir productos de altos contenidos de azúcar, por lo que se les genera la costumbre de seguir tomando bebidas dulces, ocasionando solamente obesidad y poca salud.

Por lo tanto al ocasionar esta terrible adicción al azúcar, nos está produciendo una terrible obesidad en todo el país y no hablemos solo de nuestro país, esto ya es una epidemia mundial. A la cual se le debe de dar más seriedad.

Ser obesos nos trae muchos problemas, no solo emocionales, sino también de salud. Ya que la obesidad nos genera bastantes enfermedades, las cuales se pueden prevenir, siempre y cuando cambiemos nuestros hábitos alimenticios.

Yo creo que no necesitamos ser grandes nutriólogos o profesionistas como para no darnos cuenta del problema del aumento de sobrepeso, solo te pido que hagas un pequeño análisis, ve a tu vecino, a tu familia o mírate en el espejo. Verdad que por todos lados lo puedes observar. Ahora te invito a que te ayudes a ti mismo. CAMBIA POR TI Y POR TUS HIJO, la obesidad no es hereditaria, las malas costumbres SI.

3.- LOS HUEVOS

Muchos seguramente han escuchado que el huevo contiene mucho colesterol, pues la respuesta es: sí, pero contiene colesterol del bueno y es de baja densidad también ayuda a disminuir los riesgos de contraer cáncer, por lo que muchos especialistas recomiendan comer 2 huevos diarios. Así que no te preocupes por el colesterol, ya que es un colesterol que nos ayuda a mejorar nuestro sistema inmunológico.

El huevo es un alimento muy nutritivo y puede ser parte de una dieta sana. Es un alimento que contiene todos los aminoácidos esenciales para el hombre. Además, está cargado de vitaminas (en especial vitamina B12, ácidos pantotenicos, biotina, Vitaminas D, A, B2 y niacina y minerales (fosforo, zinc, selenio y es relativamente bajo en calorías (hay 156 calorías en un huevo entero). El huevo también contiene grasa, que equivale aproximadamente a 213 mg de colesterol.

4.- ACEITE

Por muchos años las empresas nos han bombardeado diariamente con publicidad engañosa, que el consumir grasas ocasiona que tengas obesidad, totalmente falso, solo es una falsedad que nos hacen creer, con el fin de vendernos sus carbohidratos refinados, siendo que estos son los que nos tienen con exceso de peso en nuestro cuerpo, todos esos productos denominados light (sin grasa) son en realidad los que han ocasionado esta epidemia de obesidad, ya que por medio del engaño los consumimos sin control, pero ojo como ya se los dije anteriormente el aceite no engorda, al contrario existen aceites que ayudan al metabolismo. Recuerda el aceite es de mucho beneficio para nosotros, por lo que debes de incluirlo en tu dieta diaria.

5.- MANTEQUILLA O MARGARINA

La margarina es una grasa vegetal muy procesada, por lo que va a generar mucha grasa en tu cuerpo, por lo que será necesario que la quites totalmente de tu dieta.

La mantequilla es derivada de la leche, la cual puedes consumir moderadamente, pero solo para freír tus huevos, ya que si la combinas con el pan, harinas, etc. Esta generara mucha grasa que será almacenada en tu cuerpo. Si la puedes quitar de tu dieta sería lo más apropiado.

6.- EL CAFÉ

Si lo que deseas es bajar de peso tendrás que omitir de tu dieta diaria a este producto. El café, está comprobado que favorece el nerviosismo, ansiedad e insomnio en las personas, por lo tanto el estrés ocasionado por estos síntomas provoca que consumamos más alimentos, por lo que te recomiendo tomarlo moderadamente de 2 a 3 tazas por semana, con esa cantidad no provocaras desorden en tu organismo.

Más sin embargo les dejo la siguiente investigación.

Entrenas regularmente, sigues una dieta sana y tomas suplementos, todo ello no solo para verte y sentirte mejor si no también para vivir más tiempo. ¿Has pensado alguna vez que tomar café y vino a diario puede ayudar a incrementar la duración de tu existencia?

Según un estudio presentado en el anual meeting of the american of neurology. Los científicos de la universidad de california, de Irvine, investigaron el eslabón potencial entre ingestión de vitaminas antioxidantes, calcio y ciertas bebidas y todas las causas de mortalidad de casi 14000 pacientes ancianos.

Los científicos descubrieron que beber una taza de café y un vaso de vino dos veces a la semana estaban asociados con una reducción notoria de todas las causas de mortalidad. Eso significa que el consumo moderado de vino y café puede incrementar tus expectativas de vida.

EL VINO TINTO SE SIENTE MEJOR

Los científicos de la universidad de california, en Davis, pueden tenerla respuesta sobre la clase de vino que potencia las posibilidades de vida. Descubrieron que el vino tinto en particular contiene muchas saponinas. Se cree que las saponinas previenen la absorción de colesterol malo. La lista clasifica los tipos de vino comprobados desde el más alto hasta el más bajo en contenido de saponina.

1.- Red Zinfandel

2.- Syrha

3.- pinot Noir

4.- Cabernet Sauvignon

5.- Merlot

6.- Sauvignon Blanc

7.- Chardonay

SI NO LES GUSTA EL VINO, entonces les recomiendo que compren sus uvas y las metan en una licuadora, para triturar toda la fruta y obtener el resveratrol (antioxidante), por si fuera poco se descubrió que también es un potente anticancerígeno. Si disfrutan simplemente comerla, no se olviden de triturar con los dientes las semillas y masticar muy bien la cascara, de esa forma nuestro sistema digestivo aprovechara todos los beneficios de la uva. Consumirla de esta forma nos aporta mayor concentración de vitaminas y minerales.

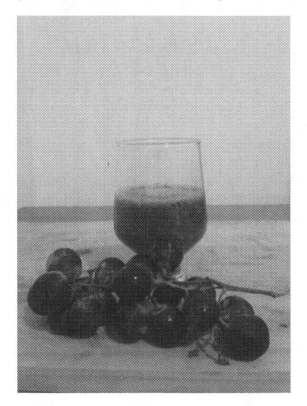

7.- LA TORTILLA

Este es un producto que está en casi todas las dietas de los mexicanos, por lo que es necesario bajar su consumo o de plano quitarlo. El maíz contiene mucho almidón, que dentro del cuerpo genera mucha grasa, por tal motivo si nuestra meta es adelgazar, tenemos que dejar de comerlo. La solución que te puedo dar, es que utilices las hojas de lechuga.

8.- AGUA DE COCO

Esta agua contiene una gran cantidad de minerales y estos minerales ayudan a activar las enzimas y vitaminas en el ser humano, las cuales ayudan a crear por ejemplo la vitamina D, que es de beneficio para los huesos y para muchas cosas más en nuestro cuerpo.

Si deseas consumir un producto totalmente natural y refrescante, este sería el agua de coco, como ya lo leímos anteriormente el coco en todas y cada una de sus presentaciones naturales es benéfica para conseguir el buen funcionamiento de nuestro metabolismo, a continuación te dejo una lista de los beneficios:

- mejora la secreción de insulina y la utilización de azúcar en la sangre.

-es perfecta para el cuidado de la piel, cabello, salud de los dientes y encías.

- precursor de la progesterona y de la dhea, componentes antienvejecimientos.

- no contiene colesterol por lo que es bueno para tu salud cardiaca

- incrementa la capacidad de absorción de calcio y magnesio

- fortalece tu sistema inmunológico.

- ayuda a prevenir la diabetes tipo 2

- contiene magnesio, mineral que mantiene saludable al sistema nervioso por ser un tranquilizante natural y ayuda a relajar el estómago para los que sufren de estreñimiento.

- estimula el funcionamiento de tiroides

- proporciona energía y vitalidad.

- ayuda a la pérdida de peso

- ayuda al adecuado funcionamiento del metabolismo

- en algunos lugares es utilizado como desparasitante natural, pero lo deben de tomar en ayunas.

Además el agua de coco contiene CALCIO, MAGNESIO, FORFORO, POTASIO. Seria excelente si lo consumes en lugar de las bebidas comerciales. Ya que está en lugar de desgastar tu cuerpo, lo revitaliza. Recuerda que sea agua de coco natural.

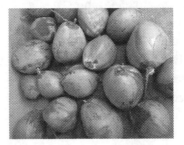

9.- ACEITE DE COCO

El aceite de coco en muy usado en el lugar donde vivo, pero desgraciadamente no lo utilizamos para nuestra salud, siempre lo usan para el cuidado del cabello.

La producción en mi municipio es muy alta de este aceite natural, yo en lo particular lo utilizo para tomarlo, aderezar ensaladas y cocinar, ya que todo lo que leído en relación a este vital liquido es de total beneficio para nuestro organismo.

El aceite de coco provee de los elementos necesarios para que nuestro metabolismo este en perfecto funcionamiento, ya que contiene el ácido laurico, que como les dije anteriormente tiene propiedades antibacteriales, antivirales y regenerativas, por lo que también te lo puedes aplicar en la piel. Por lo que refuerza nuestro sistema inmunológico.

A diferencia del aceite de olivo, el aceite de coco es resistente al calor, ya que conserva todas sus propiedades a diferencia del aceite de olivo que no resiste las altas temperaturas y además al exponerlo a tanto calor este empieza a liberar toxinas. Por lo que el aceite de coco es el mejor aceite que puedas encontrar. Simplemente es el rey.

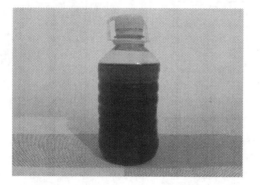

10.- LA AVENA

Si consumimos la avena en agua y sin azúcar podemos encontrar muchos beneficios, ya que contiene mucha fibra y vitaminas como el complejo B; Estas son esenciales para el funcionamiento del cuerpo humano, también podemos encontrar el potasio. Por lo tanto inclúyela en tu dieta.

La avena proporciona mucha energía, por lo que también puede ser muy recomendada para las personas que practican deportes de mucho desgaste físico, su absorción es lenta y de fácil asimilación, por lo que te recomiendo que no la utilices en la cena.

Este producto contiene carbohidratos saludables que aportan todas las vitaminas B y como es de absorción lenta, podemos sentir esa sensación de satisfacción y no volver a caer en esos pequeños antojos que nos venden por todos lados.

A continuación te dejo una lista de todos los nutrientes que tiene la avena, pero recuerda debes de consumirla sin azúcar, de esa forma tu cuerpo aprovechara todos los nutrientes, comerla sin azúcar sigue siendo muy rica.

proteínas
grasas
Hidratos de carbono
fibra
calcio
fosforo
magnesio
sodio
potasio
hierro
cobre
zinc
Vitamina B1
niacina
Vitamina E
silicio

11.- ARROZ

El arroz es almidón y está dentro de los alimentos que engordan, así que les recomiendo que lo consuman en pequeñas cantidades, que sea hervido y no sea combinado con alimentos que producen grasa como el plátano, aceite y todos los enlistados en ese rubro.

Si te gusta acompañar el arroz, que mejor sea con verduras como las zanahorias, calabacín, apio, chícharo, etc. Les da un sabor rico y agradable. Puedes acompañarlo con carnes asadas o hervidas.

12.- COMIDA DE LA TIENDITA DE LA ESQUINA, PAN, PAPITAS, GALLETAS, HELADO Y TODO LO QUE VENDE QUE SEA MASTICABLE.

Todos estos "alimentos" que consumimos son de los procesados, como lo describí anteriormente a estos alimentos que el ser humanos los hirvió, los deshidrato, los coló, le agrego colorantes, le agrego conservadores y como consecuencias les mato todas las vitaminas y minerales que podía tener, por lo tanto son alimentos sin ningún contenido benéfico para el cuerpo humano.

Por lo que si queremos verdaderamente bajar de peso, va hacer necesario que dejemos de consumirlos, para poder mejorar nuestro metabolismo.

13.- BEBIDAS AZUCARADAS, JUGOS, YOGURTH, LICUADOS, CERVEZA ETC.

Si muchos de ustedes piensan que estas bebidas se pueden considerar como agua para nuestro cuerpo, total mentira.

Cuando nosotros ingerimos los líquidos que tiene un alto contenido de azúcar, nuestro cuerpo los toma como si fueran carbohidratos, por lo tanto nuestras páncreas liberan insulina para volverla glucosa y si en ese momento las células del cuerpo no necesitan de esa glucosa, pues simplemente todo lo vuelve grasa y lo almacena dentro del cuerpo. En consecuencia nos ayuda a ser obesos.

A diferencia del agua que va directamente a las venas y arterias para rehidratar al cuerpo, aparte de que nos ayuda a eliminar las toxinas por medio de la orina y del sudor. Así que tengan mucho cuidado con lo que consumen en la calle, el agua es más barata y en realidad te quitara la sed.

14.- HARINAS (BOLILLOS, CUERNITOS, ROLLALES, ETC)

Todos estos alimentos forman parte de nuestra dieta diaria, pero será necesaria eliminarlas por un tiempo si nuestra idea es bajar de peso. Todos los alimentos a base de harina contienen azúcar, lo cual provocara una gran cantidad de glucosa en nuestro organismo. Así que vamos a evitar todos los antojitos como los pastelitos, galletas, etc.

Yo soy una de las personas que fui adicto al pan, pero después de haber logrado mi objetivo de eliminar el exceso de grasa. Ahora todos los viernes consumo una o dos piezas con una buena taza de café. Esto lo podrás hacer cuando tengas un buen metabolismo, pero antes NO.

15.- EL NOPAL

Este alimento lo podemos encontrar en cualquier parte de México, de hecho siempre lo asociamos con el tema de perder peso y no es una asociación errónea, ya que está comprobado que el nopal aparte de ser benéfico es económico.

Por su fibra ayuda a disminuir los problemas de estreñimiento, contiene enzimas y actúa como insulina, ayudando a que el azúcar pueda ser quemada rápidamente.

Por lo tanto ayuda a que nuestro cuerpo no almacene el exceso de grasa en nuestro sistema orgánico y así poder estar muy sanos, puedes licuarlo o meterlo en un extractor de jugos. Y la respuesta es sí. Si puedes mezclarlos con otras frutas y verduras. Ya que por su consistencia densa es un poco difícil de injerir, pero muy nutritiva.

16.- CARNES

Estas es uno de los alimentos que mayormente consumimos y en ocasiones de forma desmedida, ya sea en fiestas o la tradicional carne asada de fin de semana, donde no solo consumimos carnes frescas, si no también carne procesada como los embutidos, etc. Pero te has preguntado si su excesivo consumo podría perjudicar nuestra salud.

La respuesta: es sí, cuando nuestros platillos diarios contiene un 70 u 80% de carnes, también consumimos los desechos del metabolismo, que el animal no pudo desechar cuando estaba vivo, y por lo tanto consumimos todos sus desechos tóxicos. Aparte de la grasa animal, que mayormente son saturadas, estoy seguro que si la han visto, es de color amarilla en algunos animales y la podemos encontrar en ocasiones escondida entre los músculos del animal, pues esta grasa nos puede ocasionar enfermedades cardiovasculares. Por lo tanto debes de bajar el porcentaje de carnes de acuerdo a tu metabolismo y combinarlas con vegetales, para proteger a tu organismo. A continuación te dejo una lista de menor a mayor toxicidad para el cuerpo humano:

1.- HUEVO

2.- PESCADOS CARNE BLANCA

3.- PESCADOS DE CARNE ROJA

4.- AVES (POLLO, PAVO, ETC.)

5.- CARNE ROJAS; Y

6.- CARNE DE CERDO.

17.- LOS VEGETALES.

Creo que es de los alimentos que nunca faltan en nuestra mesa, pero es el que menor consumo tiene, ya que en ocasiones no tiene un sabor que sea agradable para nuestro gusto, pero es bueno consumir estos productos. La respuesta: es sí.

A diferencia de la carne, los vegetales tienen un proceso totalmente diferente de obtener sus energías para poder existir y estos no tienen grandes cantidades de toxico que dañan nuestro organismo, solo debo advertirles que en ocasiones pueden ser contaminados con pesticidas o que los productores por escasos recursos rieguen sus cosechas con aguas negras, por lo que es necesario lavarlas correctamente y después desinfectarlas, aunque en ocasiones no es suficiente. Por desgracia esto ocurre en países del tercer mundo.

COMO DEJAR DE COMER LOS CARBOHIDRATOS REFINADOS

Este tema considero que es el más importante, ya que con todas, pero absolutamente todas las personas que me han preguntado, ¿oye como bajaste de peso?, y mi respuesta es dejando de consumir productos de la tiendita de la esquina como papitas, pan y refrescos por mencionar solo algunos. Pues me he topado con un rotundo rechazo a ya no querer bajar de peso, las personas prefieren seguir tomando sus productos o "suplementos alimenticios", para seguir con su desorden nutricional y de esa manera seguir consumiendo grandes cantidades de comida chatarra, refrescos, cervezas y todo lo que ustedes puedan imaginarse.

Así que he llegado a la conclusión de que son personas ADICTAS a los carbohidratos refinados, yo experimente ese problema, tenía una adicción muy fuerte hacia la harina, todo lo que era PAN lo consumía con tanta constancia que se me hizo una adicción y batalle para poder dejar de comer EL PAN, por ejemplo, para los adictos a las drogas va hacer muy difícil dejarlas de un día para otro, de hecho según las investigaciones ningún adicto puede dejar sus narcóticos de la noche a la mañana. Pues es algo parecido lo que nosotros experimentamos con nuestros antojos que engordan, de hecho al cuerpo solo se le antoja las cosas que engordan, esto es ocasionado por que desde niños nos introducen el sabor del azúcar, ya sea en la "leche con súper vitaminas", papillas, etc. Si no me cree haga un análisis de lo que come diariamente, lleve un diario y en el ponga todo lo que consume en el día, absolutamente todo los alimentos sólidos y los líquidos, no haga trampa anote todo, recuerde que al único que engaña es a usted mismo. Estoy seguro que para empezar en su diario vamos a encontrar el refresco o alguna otra bebida azucarada.

Ahora vamos a lo importante, como dejar esa adicción a los carbohidratos refinados, muy bien pues lo vamos hacer de forma gradual, si usted se toma 2 refresco diariamente o cualquier otro producto, pues vamos a empezar consumiendo solamente 1 refresco al día, compre su refresco, pero que sea de los retornables para que pueda consumir solo la mitad y la siguiente mitad consúmala a la hora que se iba a tomar su otro refresco. Durante este proceso vamos a necesitar consumir el agua que nuestro cuerpo necesita, véala información en el tema del agua, no olvide hay que hidratar a nuestro cuerpo, para devolverle ese gusto por el agua.

Para la siguiente quincena solo consuma la mitad de un refresco y esa mitad de igual forma la puede dividir en 2 y tomarse la segunda mitad a la hora que usted lo desee.

Y felicidades para la siguiente quincena ya su cuerpo solo le va a pedir agua, ya que como se lo explique en el tema del agua, usted va a reactivar el gusto por ese líquido vital y necesario para poder bajar de peso.

Este proceso va hacer el mismo para dejar los carbohidratos refinados sólidos, poco a poco recuerde que si trata de dejarlo de un día para otro su cuerpo no lo va a dejar en paz, hasta que le de ese tipo de alimentos, y créame cuando dejes de consumir esa comida chatarra, vas ahorrar bastante dinero.

A mi negocio viene una señora y me comentó que era adicta a los refrescos, que ella y su marido incluso no podían dormir si no se tomaban uno, por esa razón les digo que son como las drogas, ya que los tranquiliza el simple hecho de consumirlas, bueno pues hicimos cuentas de que tanto gastaba al día y estos fueron los resultados:

Su familia toma en promedio 5 refrescos de 10 pesos al día.

Que son $50 pesos

El mes tiene en su mayoría 30 días por $50 pesos.

Serían $1,500 mensuales

El año tiene 12 meses por $1,500 pesos

En total al año gastaban, $18,000 pesos.

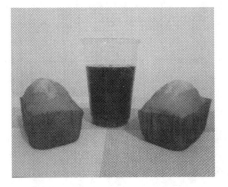

= a $18,000 pesos al año, aproximadamente us$1,400. Dólares.

Si verdad pues lo mismo que está haciendo usted, hizo esa señora enfrente de mí, no dejaba de darse de golpes en la cabeza y por tal razón no se lo multiplique por unos 4 años, la verdad no quería tener un cuerpo sin vida tirado a fuera de mi negocio. Y esto es solo la cuenta de los líquidos, si le agregamos las frituras y galletitas, estoy seguro que aumentaría considerablemente la fuga de capital.

Así que ánimo el día que dejen de comer esos antojitos de la tienda de la esquina, no solo van a experimentar un cambio en el metabolismo de su cuerpo, sino que también lo verán en sus bolsillos. Todo esto es por el bien de todos, por nuestra salud.

QUE PROVOCAN LOS REFRECOS EN NUESTRO CUERPO

En los primeros 10 minutos: 8 cucharadas de azúcar entran a tu sistema. Y no te dan ganas de vomitar, por todo el dulce que consumes, ya que el ácido fosfórico no deja sentir toda la concentración de azúcar, por lo que no sientes el sabor desagradable de consumir esa enorme cantidad.

A los 20 minutos: El azúcar se eleva en tu sangre de forma acelerada, ocasionando que se libere una gran cantidad de insulina, por lo que toda esa azúcar en convertida en grasa y almacenada en el cuerpo.

A los 40 minutos: El contenido de cafeína que contiene la soda es absorbida, seguido tus pupilas empiezan a dilatarse, la presión sanguínea sube; la absorción de la cafeína está completa, tus pupilas se dilatan; acto seguido tu hígado suelta más azúcar en tu torrente sanguíneo. En consecuencia se bloquean los receptores de adenosina y esto ocasiona que no te den ganas de dormir.

A los 45 minutos: En este minuto tu cuerpo sube la producción de dopamina, dándote una sensación de placer. Esta es la forma en la que trabajan algunas drogas en el organismo humano.

A los 60 minutos: el ácido fosfórico amarra el calcio, magnesio y zinc a tu intestino, causando una aceleración extra a tu metabolismo. Este está compuesto por altas dosis de azúcar y endulzantes artificiales lo cual incrementa la evacuación urinaria de calcio. Como puedes leer solo aumenta el metabolismo pero para privar al cuerpo de minerales importantes.

A los 65 minutos: la diuresis es activada en nuestro organismo, por lo que vamos a ir al baño a desechar el calcio, magnesio y zinc, que estaba dirigido a nuestros huesos, pues en estos momentos va hacer dirigido al inodoro, del mismo modo nuestro cuerpo tomara el agua para eliminar las toxinas de la soda, y no solo nos deshidrataremos, también perderemos sodio.

A los 70 minutos: El proceso de daño del cuerpo empieza a finalizar y empiezan a bajar los niveles de azúcar. Por lo que las personas se vuelven perezosas y débiles.

Para esos momentos ya habrás perdido mucha agua de tu cuerpo, y por supuesto que junto con esa agua evacuada también iban nutrientes valiosos, que deberían de ser destinados para el mejor funcionamiento del cuerpo o para fortalecer tus huesos. Pero lo único que ganaras será un organismo débil, perezoso y con más grasa acumulada.

Los enemigos ocultos de los refrescos son, el trio dinámico de dosis grandes de azúcar combinadas con cafeína y ácido fosfórico, los cuales están en todos los refrescos del mundo.

Otra buena forma de dejar definitivamente estos alimentos procesados es hacer conciencia de todos los perjuicios que les ocasionan a nuestros cuerpos, por tal razón visitamos constantemente a los doctores, ya que nunca les proporcionamos nutrientes que puedan ser absorbidos con facilidad y de esa forma estar protegido con buenas defensas.

Así que si deseas seguir consumiéndolo es tu decisión, es tu cuerpo y tu salud, ¿pero porque no dejarlo? SE UN BUEN EJEMPLO PARA TUS HIJOS

LAS VITAMINAS Y MINERALES
SON NECESARIAS

A medida que nos hacemos una sociedad más consiente respecto a la salud de nuestro cuerpo, las vitaminas y minerales van tomando importancia, ya que está demostrado que no solo mejora la salud de nuestro cuerpo, sino también la mental.

Tomemos en consideración que existen 11 vitaminas que son de total importancia para nosotros, las vitaminas A, C, D, E, el complejo de vitaminas B (que son 6 las que la conforman) y La vitamina B12.

EXISTEN 2 TIPOS DE VITAMINAS:

1.- VITAMINAS SOLUBLES EN GRASA

2.- VITAMINAS SOLUBLES EN AGUA

LAS VITAMINAS SOLUBLES EN GRASA, son las vitaminas A, D Y E. Estas son absorbidas de las grasas de los intestinos, el consumo de este tipo de vitaminas debe de ser controlado, ya que el abuso puede traer problemas de salud, estas no pueden ser eliminadas por medio de la orina, estas son almacenadas en el cuerpo por mayor tiempo a diferencia de las solubles en agua.

LAS VITAMINAS SOLUBLES EN AGUA, son las vitaminas B12, B1, B2, B3, B5, B6, BIOTINA Y la vitamina C. Estas son de uso inmediato y el cuerpo tiende a desechar el exceso de ellas por medio de la orina, por lo que el ingreso es controlado, solo ocupamos la que necesitamos y el exceso es desechado con facilidad.

Para la obtención de todas estas vitaminas solo tenemos que consumir frutas y verduras, solo debemos de tener cuidado cuando las cocinamos, ya que el calor las hace perder nutrientes, por lo que comerlas crudas o extraerles el jugo sería lo mejor. Verdad que es fácil obtenerlas de manera natural.

Todas las vitaminas cumplen con importantes funciones en los diferentes órganos del cuerpo y lo más importante es que algunas de ellas activan enzimas, y estas son las encargadas de ayudar a procesar los nutrientes que entran en nuestro cuerpo.

LAS SOLUBLES EN GRASA

LA VITAMINA "A"

Esta se encuentra en el hígado del bacalao, ternera y res. También la podemos encontrar en las frutas y verduras como la zanahoria, brócoli, espinaca, duraznos y productos derivados de la leche.

LA VITAMINA "D"

Se encuentra en el aceite de pescado y leche. También se produce normalmente en el cuerpo en respuesta a la luz del sol.

LA VITAMINA "E"

La podemos encontrar en aceites vegetales, nueces, la carne, acelga, espinaca, apio y la yema de huevo. Se ha utilizado en tratamiento contra la Infertilidad y Diabetes.

LAS SOLUBLES EN AGUA

LA VITAMINA "B1"

Encargada de descomponer y utilizar los carbohidratos que ingerimos. Se encuentra en el pescado, carne de cerdo, frijoles, nueces, huevo y la mayoría de los alimentos no procesados.

LA VITAMINA "B2"

Esencial para activar las enzimas que descomponen y utilizan los carbohidratos para alimentar las células del cuerpo, así como la utilización de las grasas y proteínas. Y la podemos obtener consumiendo huevo, queso y vegetales verdes.

LA VITAMINA "B3"

Necesaria para el funcionamiento del sistema nervioso y digestivo del cuerpo humano. La obtenemos consumiendo nueces, frijoles, hígado, pechuga de pollo, pechuga de pavo y pescados. Ayuda ala metabolización de los alimentos

LA VITAMINA "B5"

Esta la encontramos en casi todas las frutas y verduras, también en el hígado, yema de huevo y el pescado. Ayuda al crecimiento y desarrollo del cuerpo, es fundamental en la metabolización de los carbohidratos y las grasas.

LA VITAMINA "B6"

Se encuentra en el pollo, cerdo, pescado, plátano, papas, frijoles y aguacate. Esta vitamina aparte de activar enzimas, participa en la producción de glóbulos rojos y anticuerpos.

VITAMINA "B12"

Es la mejor y la más potente de todas las vitaminas, ya que mejora el funcionamiento del sistema nervioso, se ha descubierto que es un anticancerígeno ya que fortalece el sistema inmunológico. Y lo podemos obtener consumiendo hígado, riñones, pollo, res, cerdo y derivados de la leche.

VITAMINA "BIOTINA"

Se necesita para metabolizar los alimentos y para la eliminación de los residuos que quedan de la descomposición de las proteínas. Los alimentos que la contienen son los siguientes: hígado, cacahuate, la yema de huevo, los plátanos, la toronja, el melón.

LA VITAMINA "C"

Fortalece el sistema inmunológico, ayuda en el proceso de reparación del cuerpo y la obtenemos consumiendo frutas y vegetales, pero se encuentra en mayor concentraciones en el limón, naranja y fresas.

LOS MINERALES

Son elementos químicos vitales para el cuerpo humano, ya que nuestro organismo está formado por estos, y los podemos encontrar en todas las frutas y verduras.

CALCIO

Ayuda a la formación de huesos y dientes, lo podemos obtener si consumimos quesos, yema de huevo y algunos vegetales.

COBRE

Forma parte esencial de varias enzimas, sustancias que ayudan a metabolizar los alientos y se obtiene de las carnes rojas, hígado, pescado, mariscos, vegetales verdes y nueces.

CROMO

También ayuda a activar las enzimas y se encuentra en carnes rojas, el queso, mantequilla y vegetales verdes.

FOSFORO

Interviene en la formación y desarrollo de los huesos y dientes. Lo obtenemos consumiendo carne, pescado, queso, huevos y vegetales

HIERRO

Necesario para la formación de la sangre. Y se obtiene del hígado, riñón, huevo y vegetales.

POTASIO

Ayuda a activar enzimas para activar el metabolismo de los alimentos, conduce los impulsos nerviosos y contracciones de los músculos. Y se encuentra en los vegetales verdes y la frutas.

MAGNESIO

Es necesario para la formación de huesos y dientes, con él se activan enzimas que ayudan al metabolismo del cuerpo, es de mucha ayuda para los músculos, ayuda a relajar el estómago, lo podemos obtener si consumimos pescado, nueces, vegetales verdes, principalmente el agua de coco.

SELENIO

Muy importante para el cuerpo humano ya que ayuda a mantener jóvenes las células del cuerpo, le da oxigenación al corazón. Se obtiene de la carne, derivados de la leche y pescado.

SODIO

Ayuda a equilibrar el agua y el adecuado funcionamiento de los músculos, para obtener este mineral solo tenemos que consumir carnes rojas, huevos, pescado, vegetales verdes, nueces y frutas.

YODO

Esta mineral es esencial en la formación de la hormona de la glándula tiroides, que son importantes para el adecuado funcionamiento del metabolismo, ya que regula todas las funciones del cuerpo y esta a su vez está relacionada con el desarrollo y crecimiento del cuerpo. Lo obtenemos del queso, pescado y mantequilla.

ZINC

También esencial en el cuerpo humano ya que activa más de cien enzimas y estas son las encargadas de ayudar a metabolizar los alimentos y poder obtener energía para las células. Los alimentos que la contienen son: pechuga de pollo, pescados y frijoles.

Si bien terminamos de describir las vitaminas y minerales que más nos ayudan en el funcionamiento de nuestro organismo, también debemos de tener en cuenta que nos protegen y permiten que nuestro cuerpo prevenga futuras enfermedades, tales como el temible cáncer.

Por ejemplo la vitamina C, están importante para el cuerpo humano que la ausencia de esta conlleva a la muerte del ser humano, por una enfermedad llamada escorbuto, que es causada por la deficiencia de esta vitamina. Cabe mencionar que nos defiende de los llamados radicales libres, estos son residuos que dejan los alimentos que injerimos o el mismo aire y los desechos de estos perjudican al cuerpo, la vitamina C ayuda a la eliminación de estos residuos llamados agentes oxidantes o radicales libres. Ya que si estos no son expulsados del organismo ocasionan enfermedades en el individuo.

Es importante mencionar que la alimentación es la base del buen o mal funcionamiento del cuerpo. Ya que una mala nutrición es la causante de la deficiencia de las defensas del organismo. Por lo tanto consumir las vitaminas y minerales antes mencionadas mejora nuestro metabolismo. Solo teniendo buenos hábitos alimenticios, podremos tener los beneficios que deseemos, en el caso de quemar el exceso de grasa, simplemente la quemaremos y como consecuencia te sentirás bien, te ejercitaras bien, dormirás bien, en pocas palabras tendrás SALUD.

Pero recuerda solo la obtendrás consumiendo alimentos saludables, tendrás que desistir de aquellas que son comidas chatarras, que contienen colorantes, conservadores, sin nutrientes y peor aún con un alto concentrado de azúcar. También te aconsejo que dejes de fumar, ya que ese mal hábito sube en un 200% las probabilidades que puedas tener cáncer, a comparación de una persona que no fuma. Y claro también la otra droga que se vende en las tiendas que es el

ALCOHOL. Como lo dije antes no solo será un beneficio a tu salud, también ira directamente a tu bolsillo.

En el caso de que te resulte imposible llevar una adecuada alimentacion, seria conveniente buscar los suplementos que venden en las farmacias he visto con un muy buen porcentaje de contenido del complejo B, B12, A, E, C, potasio, de esa forma tu cuerpo podrá activar las enzimas necesarias para la metabolización de los alimentos y no se te olvide tomar agua. Pero esto solo en el último de los casos, no creo que te sea imposible hacer un jugo de frutas y verduras antes de ir a laborar. Todo está a tu alcance, tu solo pon las GANAS.

LAS VITAMINAS MÁS IMPORTANTES

Las vitaminas son sustancias químicas no sintetizables por el organismo, presentes en pequeñas cantidades en los alimentos y son indispensables para la vida, la salud, la actividad física y cotidiana.

Las vitaminas no producen energía y por tanto no implican calorías. Intervienen como catalizador en las reacciones bioquímicas provocando la liberación de energía. En otras palabras, la función de las vitaminas es la de facilitar la transformación que siguen los sustratos a través de las vías metabólicas.

Las vitaminas que más ayudan al cuerpo son las siguientes: todo el complejo B, que son B1, B2, B3, B4, B5, B6, B12, Vitamina A, Vitamina E, Vitamina D y Vitamina C.

LA LECITINA.

Definición de lecitina.- proviene del griego *Lekigos*, que significa yema de huevo. Es el nombre común para determinado tipo de fosfolípidos, aunque técnicamente se denomina fosfatidilcolina.

La lecitina se utiliza en los alimentos como emulgente de las grasas. La función fisiológica más importante puede ser el papel que juega en el proceso bioquímico celular, mitocondrial y del plasma.

Los fosfolípidos son componentes importantes que se encuentran en la estructura de todas las membranas celulares. La lecitina, una importante fuente de fosfolípidos, es necesaria para todas las células vivas del organismo humano. Las membranas de las células que regulan los nutrientes que pueden penetrar o no en la célula, están compuestas en gran medida de lecitina. Sin lecitina, las membranas de las células se endurecerían y no se podrían alimentar, por lo que juega un papel importante. La membrana celular ofrece protección frente al daño por oxidación, esta acción es la que envejece prematuramente nuestro cuerpo.

Todas las células musculares y nerviosas contienen esta sustancia, que es una grasa importante. La lecitina contiene gran cantidad del complejo vitamínico B y la podemos encontrar en mayor cantidad en la yema de huevo. Siendo la lecitina una sustancia grasa, ayuda a la descomposición de las grasas y del colesterol malo. Hace posible que las grasas, tales como el colesterol y otros lípidos, puedan ser eliminados por medio de la orina o sudor, desechando las grasas que ya no son necesarias para el organismo humano. La lecitina también funciona como protectora de formaciones de grasas en las arterias, por lo que es esencial incluirlas en nuestra dieta diaria.

FUNCIONES DE LA LECITINA:

1.   disuelve las grasas en las venas, arterias y todo el organismo.

2.   fortalece el sistema nervioso, previene el alzheimer, combate insomnio.

3.   combate el envejecimiento de las células

4.   entrega energía al cuerpo humano

5.   ayuda a purificar el hígado y los riñones

6.   suaviza las arterias y previene la arterioesclerosis

DOSIS RECOMENDADA:

Debemos de lleva una dieta balanceada donde se incluyan los siguientes alimentos ricos en lecitina:

Yema de huevo

Nueces

Lentejas

Hígado

Coliflor y repollo

ENSALADA RICA EN LECITINA

PECHUGA DE POLLO

LECHUGA

QUESO

1.- TOMATE

1.- AGUACATE

2.- HUEVOS COCIDOS

ACEITUNAS

2.- LIMONES

La otra dosis que puedes seguir es la que se recomienda en los frascos donde se vende la lecitina en capsulas o pastillas. Pero te recomiendo que mejor consumas la natural, que se encuentra en alimentos muy económicos y sabrosos.

En dosis yo no tengo una establecida, ya que al consumir mis jugos de verduras y frutas, simplemente adquiero todas y lo veo en mi cuerpo, que cada día lo siento más fuerte.

LOS MINERALES MÁS IMPORTANTES

Los minerales son importantes para el cuerpo humano y así mantenerse sano, el organismo los aprovecha para muchas funciones distintas, incluyendo la formación de hueso, la producción de hormonas, entre otros. El organismo no puede fabricarlos, tienes que utilizar fuentes exteriores, respirarlos y absorberlos a través de la piel.

Los que más necesitamos son el calcio (derivados de la leche) que es en grandes cantidades y en menor cantidades el selenio (mariscos, riñones, hígados, carnes y aves), hierro (vegetales espinacas, acelga, etc.) y fosforo (pescado, huevos, carne, legumbres). Magnesio y zinc

EL POTASIO

Es el mineral que aparece en mayor cantidad en el organismo después del calcio y del fosforo y que siempre aparece asociado al sodio.

El potasio juega un rol muy importante en el organismo. Junto con el sodio, regula el balance de agua y del ácido-base en la sangre y en los tejidos. Las concentraciones de potasio son 30 veces mayor en el interior de las células mientras que las concentraciones de sodio son 10 veces más bajas. Esta diferencia de concentraciones genera un gradiente electroquímico conocido como potencial de membrana. Esto hace que el sodio se mueva hacia adentro de la célula y que el potasio se mueva fuera de la misma generando un potencial eléctrico de membrana. Este potencial eléctrico ayuda a generar las contracciones musculares, el impulso nervioso y regula la función cardiaca.

Muchas enzimas requieren la presencia de potasio para reactivarse. Entre ellas, la enzima piruvato quinasa, importante en el metabolismo de los hidratos de carbono. De esta forma, está involucrado en el almacenamiento de carbohidratos que actúan de combustible para los músculos. Es esencial en la síntesis de proteínas y ácidos nucleicos.

FUENTES NATURALES DE POTASIO

Los alimentos más ricos en potasio son las frutas y vegetales, especialmente los de hojas verdes. Dentro de las frutas se destacan los plátanos, las uvas, naranjas, ciruelas pasas y melón. Así mismo encontramos gran cantidad en legumbres, semillas y carnes. Los frutos secos como almendras, nueces, avellanas, etc. También son una fuente importante de potasio junto con el cacao.

En la siguiente tabla se menciona la cantidad de miligramos (mg) de potasio presente en una porción de alimento:

alimento	porción	Potasio (mg)
plátano	1 unida (180gr)	893
Ciruelas (secas-pasas)	1 taza (250gr)	790
jugo de ciruelas	1 taza (250 gr)	710
naranja	1 taza (180 gr)	330
jugo de naranja natural	1 taza (250 gr)	495
espinaca, cocida, sin sal	1 taza (180 gr)	840
almendras	1 onza (28 gr)	200
Porotos (frijoles, judías), blancos.	1 taza (260 gr)	1190
garbanzos cocidos, sin sal	1 taza (160 gr)	475
melón	1 taza(160 gr)	427
Pasas de uva	1 taza (145 gr)	1090
papa	1 unidad(200 gr)	1080
alcachofas	1 taza (170 gr)	480
semillas de girasol	1/4 taza(30 gr)	272
cacao en polvo	3 cucharaditas(30 gr)	202

carne de vaca, magra, cocida	3 onzas(85 gr)	320
Pescado cocido	1/2 filete(150 gr)	910
lentejas, cocidas, sin sal	1 taza (200 gr)	730
leche condensada	I taza (300 gr)	1135

DEFICIENCIA DE POTASIO

Signos y síntomas:

Debilidad muscular y fatiga

Calambres musculares

Vómitos o nauseas

Confusión irritabilidad

Constipación o parálisis intestinal

Dolor abdominal

DOSIS DIARIAS RECOMENDADAS DE POTASIO

En la siguiente tabla se establece la ingesta adecuada de potasio según el Departamento de Nutrición del IOM (Institute of Medicina), centro de nutrición y alimentos del instituto de medicina (Food and Nutrition Center of the Institute the Medicine).

Edad	Hombres (mg/día)	Mujeres (mg/día)	gramos /día
0-6 meses	400	400	0.4
7-12 meses	700	700	0.7
1-3 años	3000	3000	3
4-8 años	3800	3800	3.8
9-13 años	4500	4500	4.5
14-18 años	4700	4700	4.7

19 años y más	4700	4700	4.7
embarazo		4700	4.7
lactancia		5100	5.1

LOS AMINOACIDOS

Son parte fundamental del cuerpo humano, utilizados para la reconstrucción celular derivados del consumo de proteína. Todos los días nuestro organismo tiene un desgaste al desempeñar sus actividades diarias, por lo que necesita regenerarse.

Diariamente consumimos proteínas, ya sea vegetal o animal. Estas proteínas esenciales para el organismo no pueden ser aprovechadas por nuestro cuerpo, si no consumimos el aminoácido que ayuda a formarla. Las proteínas construyen estructuras importantes en el ser humano y participa en todos los procesos biológicos, ayudan a activar enzimas, transportar sustancias, cumplen funciones estructurales, etc.

Existen 20 aminoácidos de los cuales 8 son esenciales.

ALANINA, ARGINA, ASPARAGINA, ACIDO ASPARTICO, CITRULINA, CISTINA, CISTEINA, GLUTAMINA, ACIDO GLUTAMINICO, GLICINA, HISTIDINA, SERINA, TAURINA, TIROSINA, ORNITINA, POLINA.

Los 8 esenciales son:

ISOLEUCINA.- Interviene en la formación y reparación de tejido muscular.

LEUCINA.- Interviene de la misma forma que la anterior, formando y reparando tejido muscular.

LISINA.- Interviene en el crecimiento, reparación de tejidos, anticuerpos del sistema inmunológico y síntesis de hormonas.

METIONINA.- ayuda a sintetizar las proteínas, este determina los porcentajes de alimentos que se deberá de utilizar a nivel celular. Ayuda a prevenir la formación de grasa alrededor del hígado, también a disminuir los niveles de colesterol.

FENILALANINA.- fundamental en la estructura de la piel y tejido conectivo. Y en la formación de neuro hormonas.

TRIPTOFANO.- ayuda al crecimiento y producción hormonal, en especial en la glándula adrenal. Ayuda a la relajación y el sueño, al ayudar a producir serotonina.

TREONINA.- Ayuda a desintoxicar el hígado

VALINA.- Estimula el crecimiento y reparación de los tejidos, el mantenimiento de varios sistemas y el balance de nitrógeno en el organismo.

Cabe mencionar que los aminoácidos también son utilizados como fuente de energía y que cuando hay un exceso, se convierte en grasa si no es utilizada.

PRODUCTOS QUE CONTIENE MAYOR CANTIDADES DE AMINOACIDOS

Semillas de girasol, semillas de sésamo o ajonjolí, almendras, vegetales.

OTROS PRODUCTOS DE ORIGEN VEGETAL QUE CONTIENEN AMINOACDOS

Frijol, legumbres, arroz integral, almendras, avellanas, nueces, cacahuates, pistachos, piñones, fresa, haba seca, lentejas, nuez de la india, espárragos, garbanzo, soya, pipas de calabaza, avena, guayaba, aguacate, leguminosas y cereales.

PRODUCTOS DE ORIGEN ANIMAL QUE CONTIENEN
MAYOR CANTIDADES DE AMINOACIDOS

Clara de huevo, pescado, hígado, queso blanco, carne de res, cerdo, pollo, chivo y pavo.

En muchas ocasiones nos ponen tablas para saber cuál es la adecuada cantidad que debemos de consumir diariamente, para tener el adecuado funcionamiento de nuestro organismo. Yo la verdad nunca le pongo tanta atención ya que es imposible estar antes de cada comida haciendo cuentas y pesando producto, lo que si te recomiendo es que observes y te fijes que todos los alimentos naturales contienen los elementos que necesitamos para nuestro funcionamiento orgánico. Por consecuencia si comes sano, entonces obtendrás salud. Aquí la clave está en tratar de reducir al máximo el consumo de la comida chatarra, ya que es la causante de nuestro desorden metabólico. Una vez más, todo recae en la buena alimentación.

Pero si es necesario considerar, que el excesivo consumo de proteínas de origen animal, es perjudicial para nuestro organismo, ya que su combustión deja residuos metabólicos como el amoniaco, que es muy toxico para nuestro cuerpo, provocando la destrucción de tejido y en última instancia enfermedades o envejecimiento prematuro.

En las proteínas de origen animal solo se puede encontrar el conjunto de aminoácidos esenciales, por otro lado en algunos de los vegetales no se encuentran ciertos aminoácidos, pero si los combinamos, por ejemplo: vegetales con leguminosas [judías, frijoles, lentejas, haba, etc.] y cereales [avena, centeno, arroz, maíz] entonces podemos obtener un alto valor biológico o proteína de calidad.

El valor biológico de las proteínas, se define como la capacidad de la proteína de aportar todos los aminoácidos y también por la cantidad que pueda ser absorbida por el cuerpo, dependiendo de la similitud de la proteína con la composición de la proteína del organismo. Es decir hay organismo que metabolizaran de mejor forma la proteína animal y otros que metabolizaran mejor la proteína vegetal. Así como existen cuerpos que metabolizan perfectamente ambas.

LA PRESION ALTA Y BAJA

La presión alta o Hipertensión, es ocasionada por la rigidez que hay en nuestras arterias y por la falta de magnesio. Lo que necesitamos para mejorar nuestra presión alta es consumir potasio y magnesio, donde podemos encontrar estos minerales:

Potasio.- frijoles, cacahuate, nueces, ajonjolí, acelga, zanahoria, calabaza, cocos, aguacate, melones, fresas y tomates.

Magnesio.- semilla de calabaza, espinacas, arroz integral, frijoles, pescado.

Todos hemos escucha sin temor a equivocarme el problema de la presión arterial alta y que perjudica directamente nuestro corazón. Pero sin duda otro problema que también podría tener nuestro corazón es la presión baja, también conocida como hipotensión.

Cuando te mides la presión, te has preguntado qué significa cuando nos dicen: tiene una presión de 120 como a 80. A lo que los doctores siempre nos dicen tiene la presión alta o tiene la presión baja. Bueno te voy a explicar de forma sencilla que significado tienen; un ejemplo 120/80. El primer número indica la presión de las arterias cuando el corazón palpita y las llena de sangre (presión sistólica). El segundo número que siempre es menor, mide la presión de las arterias cuando el corazón hace una pausa entre cada palpitación (presión diastólica). La presión normal seria 120/80. Si sube demasiado se le llama hipertensión y si baja de los niveles normales se le llama hipotensión.

La presión arterial es muy variada entre cada persona, pero cuando está en 90/60, se deben de prender los focos de alerta, ya que en muchas ocasiones está asociada con la falta de hidratación o por estar expuesto a altas temperaturas, por lo que enfriando el cuerpo se puede solucionar; Pero si no estás expuesto a altas temperaturas, tal vez podrías tener una enfermedad del corazón. Por lo que sería necesario hacernos algunos exámenes, para descartar cualquier problema o darle solución al mismo.

Los síntomas de la presión arterial son:

+ Mareos

+ Visión borrosa

+ Sed

+ Desmayos

+ Respiración acelerada

Al presentar presión arterial baja, son muy altas las probabilidades de que el oxígeno y los nutrientes no lleguen a todo nuestro cuerpo, lo cual puede provocar grandes daños al corazón y al cerebro.

QUE HACER PARA MEJORAR NUESTRA PRESION

Debemos de evitar los alimentos procesados, ya que todos esos productos cuentan con altos concentrados de azúcar, lo que al injerirlos aumentan los niveles de glucosa, lo cual favorece que baje la presión arterial. Si ponen mucha atención a todo lo que hemos leído hasta el momento, todos los productos refinados y el azúcar, son los causantes de tantos males que aqueja al cuerpo humano. Como te lo dije anteriormente, y te lo vuelvo a repetir tú tienes el control de tu salud.

Evitaremos los alimentos refinados y los productos demasiado dulces ya que esto hace aumentar momentáneamente los niveles de glucosa pero al inducir a elevar los niveles de insulina el bajón será peor e inevitablemente nos favorecerá la presión arterial baja, pudiendo llegar a marearnos.

Comer carnes blancas, como pechuga de pollo, pescados de carne blanca y huevo; Ayuda a que tengamos una presión estable. Como endulzante podemos tomar svetia, ya que no dispara la insulina. O mejor aún, si evitas cualquier tipo de endulzantes es mucho mejor para tu corazón.

En cuanto a la dieta sería conveniente agregar: aguacate, calabaza, centeno, fresas, chícharo, guayaba, pera, el alga Espirulina, la remolacha, el sésamo y las acelgas son algunos alimentos que nos pueden beneficiar.

TIPS QUE FAVORECEN NUESTRA SALUD ARTERIAL

+ Evitar lugares calientes o permanecer mucho tiempo expuesto al sol, si te gusta caminar hazlo muy temprano o en la tarde.

+ Trata de ser feliz, recuerda si te estresas no solo afectas tu presión arterial, también subes de peso.

+ Trata de hacer ejercicio, pero que sea leve, antes trata de asesorarte con un especialista para que te diga qué tipo de aeróbicos puedes realizar.

+ Cuando te sientas agotado y mareado, trata de hacer respiraciones profundas y pausadas, te ayudara a oxigenar tu cuerpo y lo puedes hacer como ejercicio respiratorio para reducir el estrés.

+ No te desveles y trata de dormir de 7 a 8 horas diarias, para ayudar a la armonía de tu cuerpo.

+ trata de seguir una dieta balanceada donde no incluyas los alimentos chatarra, ya que recuerda que contienen mucha azúcar, y esta perjudica no solo a tu corazón, sino a todo tu cuerpo.

DORMIR

Este es otro tema de mucha importancia, cuantos de nosotros en realidad no le damos su valor real al sueño, en ocasiones provocado por las largas jornadas de trabajo, el estrés o simplemente cuando salimos a divertirnos en la noche.

Si solo dormimos unas cuantas horas al día nuestro cuerpo libera una hormona llamada cortisol, la cual está asociada con el hambre, por lo que sin duda vamos a favorecer la obesidad en nuestro cuerpo, por lo que no debemos desvelarnos demasiado y si cumplir con ciertas horas de descanso en nuestra cama.

Los principales enemigos del sueño son todas aquellas actividades que puedan ocasionar un descontrol en nuestro organismo como el estrés o alimentos como el café, estos son algunos de los promotores de insomnio.

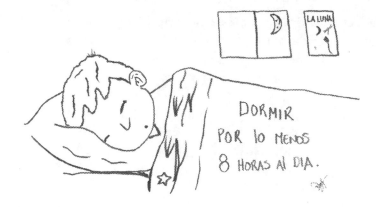

DORMIR POR lo MENOS 8 HORAS Al DIA.

¿Cuánto necesito dormir?

La mayoría de los adultos necesitan dormir entre 7 y 8 horas cada noche. Si tienes problemas para dormir, cambia tus hábitos (no cenar muy noche, no tomar café muy tarde, etc.) para que logres dormir el tiempo que necesites.

A continuación te dejo una tabla donde muestra las horas que debemos de dormir según nuestra edad.

+ Adultos de 7 a 8 horas.

+ Los jóvenes deben dormir 9 horas todas las noches

+ Los niños de primaria deben dormir 10 horas

+ Los niños que van al kínder deben dormir 12 horas

+ Los bebes deben de dormir de 16 a 18 horas diarias

Te has preguntado alguna vez de la importancia que tiene dormir las horas necesarias para nuestro cuerpo, a continuación te dejo un enlistado de todos los beneficios:

+ Ayuda a fortalecer el sistema inmunológico

+ Ayuda a adelgazar

+ Se reducen los riesgos de padecer problemas con la presión alta y de desarrollar la diabetes.

+ Ayuda a que no estés estresado

+ Ayuda a que desarrolles fácilmente tus habilidades mentales.

+ Durante el sueño el cuerpo se regenera de las lesiones ocasionadas en el trascurso del día.

Así que por esto es importante dormir lo suficiente y recuerden todo en exceso es malo, solo debemos de dormir lo suficiente.

LOS MAESTROS

El Dentista William Donald Kelley fue un investigador de la enfermedad del cáncer, esto fue debido a que le diagnosticaron con cáncer terminal de páncreas, por lo que solo le daban muy poco tiempo de vida. Por lo que siguiendo protocolos similares a los de MAX GERSON, dejo de consumir comida procesada, para pasar a un régimen de comida vegetariana, junto con medicamentos logro controlar los tumores ocasionados por el cáncer.

En muy poco tiempo sus logros fueron llegando a oído de personas aquejadas por esta terrible enfermedad, por lo que el Dr. Kelley empezó a ayudarlos con el mismo tratamiento que él había tomado. Por desgracia no en todas las personas tuvo el mismo efecto. Por lo que fue perseguido por las autoridades médicas de su país, ya que no contaba con los estudios correspondientes para ejercer tal labor.

Lo que el Dr. Kelley pudo descubrir fue que las dietas eran la base del desarrollo de las enfermedades cancerígenas, por lo que el en lo personal siguió una dieta vegetariana, complementada con altas cantidades de vitaminas y minerales, pero en la práctica pudo descubrir que en algunos pacientes les iba mejor con una dieta carnívora, por la necesidad de proteína animal.

También pudo descubrir que el exceso de cocción destruye todas las enzimas en los alimentos. Las enzimas ayudan a que el cuerpo metabolice mejor la comida y estas a su vez contribuyen a que podamos disolver todos aquellos agentes que puedan provocar un descontrol en el organismo.

El Dr. Nicholas J. Gonzales ha seguido los métodos que aplico el Dentista Dr. William Donald Kelley, ya que asegura que el cáncer es causado por la mala alimentación que seguimos alta en comida chatarra. Y por lo tanto es causado cuando NO consumimos una DIETA QUE CORRESPONDE A NUESTRO TIPO METABOLICO, aparte de sumarles los factores de contaminación que existen en el mundo, más el estrés diario al que son sometidos nuestros cuerpos.

El Dr. Gonzales creo dietas donde incluían poca carne y muchos vegetales o dietas estrictamente vegetarianas o dietas que eran carnívoras, aplicadas dependiendo del metabolismo del cuerpo. También incluyo suplementos nutricionales como vitaminas, minerales, aminoácidos, enzimas, así como procesos de desintoxicación del cuerpo.

El Dr. Gonzales y el Dentista William, fueron maltratados por la medicina habitual, por lo cual han sido desprestigiados en sus excelentes trabajos de investigación al grado de ser enjuiciados, por su carrera de querer ganarle la guerra al cáncer.

El Dr. William Donald Kelley falleció en el 2005.

El Dr. Gonzales sigue trabajando en su lucha contra el cáncer, público una serie de libros llamada; QUE SALIO MAL. Relacionados con sus estudios sobre el cáncer. Les dejo el link de su página de internet, por si desean adquirir sus libros o ver videos y saber más sobre sus métodos para atacar esta terrible enfermedad. El link es el siguiente: http://www.dr-gonzalez.com/index.htm

Por tal razón se puede llegar a la conclusión de que para el escritor de este libro existen 3 tipos de metabolismo. El metabolismo vegetariano, el metabolismo carnívoro y el metabolismo neutro.

Y como podemos observarlo nuevamente, la base de todo organismo saludable es la buena alimentación, por lo que si queremos gozar de una vida plena y de buen funcionamiento de nuestro cuerpo DEBEMOS ALIMENTARNOS ADECUADAMENTE, la decisión está totalmente en tus manos.

QUE TIPO DE METABOLISMO TENGO

Para iniciar este tema recordemos que establecimos 3 tipos de metabolismos, el primero de ellos, el vegetariano, el carnívoro y el neutral.

1.- EL METABOLISMO VEGETARIANO.

Este tipo de cuerpos metaboliza mejor los carbohidratos naturales, para mantenerlo en armonía total, debemos de basar una dieta donde predominen los vegetales, seguidos por proteínas, grasas (aceite de coco o aceite de olivo extra virgen) y si desempeñan algún tipo de ejercicios pueden agregar aminoácidos extras. Una de las características de este tipo de cuerpos es que les agrada ejercitarse, siempre y cuando inicien con esa actividad. Un porcentaje a seguir seria en un platillo 70% vegetales y 30% carnes de preferencias carnes blancas y magras, también puedes consumir 1 vez a la semana carnes rojas. Recuerda que las Leguminosas y Cereales también contienen proteínas.

Para este tipo de cuerpo deberás de mantener siempre ese equilibrio y quitar los productos procesados, ya que la comida chatarra lo descontrola y aparte genera obesidad si los consumes en grandes y pequeñas cantidades.

2.- EL METABOLISMO CARNIVORO.

Este tipo de cuerpos metaboliza mejor las carnes, ya que tiene la necesidad de la proteína animal, para mantener este cuerpo en armonía, tenemos que basar nuestra dieta a base de carnes, seguido por vegetales, grasa (aceite de coco o aceite de oliva extra virgen) y si les gusta el ejercicio pueden agregar aminoácidos. A este tipo de cuerpos no les agrada hacer ejercicio, pero te recomiendo que hagas por lo menos 3 veces a la semana. El porcentaje a seguir seria el siguiente: 40% carnes blancas o rojas y 60% vegetales. Solo tengan cuidado con la carne de cerdo, ya que en algunos lugares no tiene las medidas de higiene adecuadas para su crianza.

También en este tipo de cuerpos debes de mantener un equilibrio, de esa manera tendrás salud, recuerda que también es muy afectado por la comida chatarra. Por lo que debes de controlar su consumo.

Una técnica que me ha dado resultado, es que los domingos consumo lo que quiero, pero en horas que siempre acostumbro a comer y cantidades normales. Mi cuerpo metaboliza mejor la comida vegetariana, pues agrego esos vegetales y carnes rojas o me como una torta, o una hamburguesa, etc. En ese día solo cuido la cena, esa siempre es ligera, ya que en la noche nuestro cuerpo no hace actividades, por lo que la mayoría de la que injerimos la almacenamos en forma de grasa.

3.- EL METABOLISMO NEUTRO

Seguramente se han topado con este tipo de cuerpos que son totalmente delgados, bueno no solo delgados si no muy bien definidos, por lo regular cuando son jóvenes. Bueno pues estos son los que tiene un metabolismo neutro, ya que digieren muy bien tanto carnes como vegetales, incluso la comida chatarra, tiene un metabolismo tan ágil que pueden comer absolutamente de todo, pero cuidado porque el exceso de comida chatarra también los afecta, he visto a personas que en su niñez y juventud fueron delgados, pero el alto consumo de alcohol y comida procesada, les hizo crear abdómenes abultados.

Para mantener su cuerpo en armonía pueden comer cualquier tipo de comida dentro de los límites normales, aunque he visto como este tipo de cuerpos come en cantidades enormes y difícilmente engordan, pero sin dudarlo deben de cuidar lo que consumen.

Ahora vean el siguiente cuadro y ubiquen su tipo de metabolismo:

CARNIVORO	NEUTRO	VEGETARIANO
No le agrada ejercitarse	Cuerpos delgados	Les agrada ejercitarse
Buena digestión	Digieren todo bien	De difícil digestión
Digiere bien comida condimentada, carnes rojas y grasa.	Sin problemas con la comida condimentada	No digiere bien la comida condimentada, ni carnes rojas o grasosa

En México el mole sería una comida condimentada.

Para poder adelgazar necesitan:

CARNIVORO	NEUTRO	VEGETARIANO
Plan alimenticio donde integren un 40% carnes blancas y rojas, y 60 % vegetales.	No necesita de un plan alimenticio, ya que son cuerpos delgados, pero deben de consumir productos naturales.	Plan alimenticio donde integren más vegetales que carnes 30% carne y 70% vegetales, también puede incluir proteína vegetal.

Para los cuerpos delgados que desean fortalecer sus músculos, aparte de un plan de ejercicios necesitan en alimentación lo siguiente:

PASIVO	NEUTRO	ACTIVO
Plan alimenticio (4 comidas diarias) equilibrado entre proteínas y carbohidratos naturales. Consumir aceite. Desechar completamente la comida refinada. Solo tomar agua. Agregar un plátano en 2 de las comidas principales.	Plan alimenticio (4 comidas diarias) equilibrado entre proteínas y carbohidratos naturales. Consumir aceite. Desechar completamente la comida refinada. Solo tomar agua. Agregar un plátano en 2 de las comidas principales.	Plan alimenticio (4 comidas diarias) equilibrado entre proteínas y carbohidratos naturales. Consumir aceite. Desechar completamente la comida refinada. Solo tomar agua. Agregar un plátano en 2 de las comidas principales.

Después de ubicar cual es el tipo de comida que mejor metaboliza nuestro cuerpo, ahora será necesario pasar a ejercitarnos. Es trascendental ya que no solo ayudara a que tengamos musculo fuertes, si no que mejorara nuestro metabolismo en general. Indispensable para la quema de grasa.

DIFERENCIA ENTRE EJERCICIO AEROBICO Y ANAEROBICO

PRIMERA EXPLICACION

Cuando estamos en un gimnasio es muy frecuente escuchar estos dos términos que el ejercicio aeróbico y el anaeróbico, pero en realidad sabes que significa cada uno de ellos, a continuación vamos hacer una descripción.

El ejercicio aeróbico es aquel que lleva oxígeno, de hecho aeróbico significa oxígeno y anaeróbico significa sin oxígeno. En realidad todos los ejercicios necesitan de oxígeno, y por lo tanto estos términos se refieren más a la intensidad con la que ejecutamos cada uno de ellos, así como la duración y el tipo de energía que se utiliza para poder hacerlos

AEROBICOS

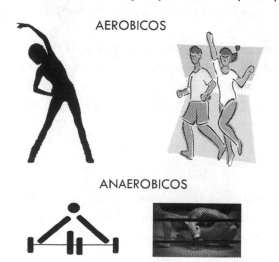

ANAEROBICOS

El ejercicio aeróbico, debe de ser a una intensidad baja para que se pueda respirar el oxígeno necesario para que nuestro cuerpo pueda hacer una liberación química de la energía y así podamos tener la energía suficiente para desempeñar satisfactoriamente nuestro ejercicio, otra característica es el tiempo de ejecución, estos son de mayor tiempo.

El ejercicio Anaeróbico, este es de alta intensidad y obliga a la fatiga de los músculos que se trabajan, por lo que la oxigenación no es suficiente para provocar las reacción químicas del cuerpo. Por lo tanto utiliza otro almacén de energía, la energía ATP.

Dentro del ejercicio aeróbico están contemplado los siguientes la caminata, natación tranquila, bicicleta, trotar, todos aquellos que no llevan al límite nuestra fuerza. El anaeróbico tiene actividades como levantamiento de pesas, natación de velocidad, carreras de velocidad, si pueden notarlo la diferencia es la intensidad con la que se hace el ejercicio.

Los beneficios que nos entregan las actividades aeróbicas, son el fortalecimiento del corazón y sistema cardiovascular y es el peor enemigo de la obesidad, ya que nos ayuda a controlar el peso. Esto se debe a que el cuerpo utiliza principalmente la grasa como combustible para desempeñar tal acción, el tiempo de esta actividad puede ser prolongado, ya que la fatiga del cuerpo es menor.

Pero el ejercicio anaeróbico en cuanto a beneficios no se queda atrás, porque también favorece al corazón y al sistema cardiovascular, agregando más fuerza y masa muscular, así como fortaleza ósea, por lo que es recomendable combinar ambos ejercicio, para nuestro propio beneficio.

SEGUNDA EXPLICACIÓN

Estas dos palabras aeróbico y anaeróbico, hacen referencia a la forma en que el organismo obtiene la energía: con oxígeno sería aeróbico y sin oxígeno serían los ejercicios anaeróbicos. En la mayoría de nuestras rutinas por lo regular intervienen los dos, ya que para pasar a un ejercicio anaeróbico es habitual que iniciemos con los entrenamientos aeróbicos.

Los ejercicios aeróbicos son entrenamientos de baja a mediana intensidad y de larga duración, donde el organismo toma como energía los hidratos y grasas, para este proceso químico necesita del oxígeno. Los ejercicios aeróbicos se encuentran integrados por los siguientes: trotar, nadar a baja intensidad, bicicleta, caminar, bailar, son todos los que no necesitan de mucho esfuerzo. Las mayoría de las personas la utilizan para bajar o mantener su peso, ya que al practicarlo por un tiempo amplio ayuda a la quema de grasa. Y tiene beneficios como el de fortalecer nuestro corazón, así como el sistema cardiovascular. También se utilizan para mejorar el estado de ánimo.

Los ejercicios anaeróbicos son entrenamientos de mucha intensidad y poca duración. En estos no es necesario el oxígeno, porque la energía proviene de fuentes inmediatas que no necesitan ser oxidadas por el oxígeno como la energía ATP muscular. Los ejercicios anaeróbicos se encuentran integrados por los siguientes: carreras de alta velocidad, gimnasio, natación de alta velocidad, bicicleta a alta velocidad, etc.

Si deseas tener el mayor beneficio de los ejercicios tanto aeróbicos como anaeróbicos, sería recomendable combinarlos, aunque por lo regular siempre hay una combinación de ambos, ya que en ocasiones empezamos trotando y sin darnos cuenta aumentamos la velocidad al grado de convertirlo en ejercicio anaeróbico. Lo que nos ocasionaran estas dos actividades es que vamos a fortalecer nuestro musculo esquelético y nos darán mucha fuerza y resistencia.

Si lo que deseas es quemar grasa y lucir un cuerpo tonificado, te recomiendo que solo efectúes el ejercicio aeróbico, el más completo de todos sería trotar ya que pones en movimiento todos tus músculos. Este se debe a que nuestros músculos utilizan como combustible principal la grasa almacenada en el organismo, y como es un ejercicio que no requiere de mucho esfuerzo, el tiempo de duración será mayor y ayudara a perder grasa.

Aquí te va un tips, si deseas quemar la grasa más rápidamente, te sugiero que vayas a trotar en ayunas. Así podrás quemar la grasa acumulada y por la tarde has trabajo de gimnasio para quemar la energía que consumiste en el transcurso del día. Te aseguro que vas a tener resultados sorprendentes. No se te olvide descansar lo suficiente.

POR CUANTO TIEMPO ES RECOMENDABLE HACER EJERCICIO

Si nuestra meta esta en tener mayor resistencia física y mejor condición del corazón, lo recomendable sería hacer ejercicio aeróbico de 20 a 30 minutos a alta intensidad, sin sentir la sensación de escases de aire.

Si deseamos quemar ese exceso de grasa para mejorar nuestra salud y nuestro metabolismo, lo recomendable sería un trote moderado por 40 minutos. Puedes empezar caminando los primeros 10 minutos y empezar a trotar los siguientes 30, de esa forma queda cubiertos los 40. Recuerda si es tu primer día no trates de comerte el mundo de un bocado, hazlo poco a poco, hasta lograr trotar los 40 minutos, inicia con caminatas y ve trotando cada vez más tiempo hasta que te sientas capaz de lograrlo. Inicia con 3 días a la semana, hasta lograr 5, recuerda todo es esfuerzo.

Solo como dato personal, les recomiendo que no abusen del ejercicio, ya que el máximo tiempo que el cuerpo puede soportar sin lesionarse es de 40 minutos, si sobrepasamos los 40 minutos de ejercicio, podemos tener consecuencias como lesiones en las rodillas, músculos, así que les recomiendo no abusar del tiempo de ejercicio recomendado.

Aparte está comprobado que el cuerpo haciendo ejercicio aeróbico, solo quema grasa los primeros 40 minutos, de ahí en adelante solo se obtiene el deterioro de nuestro organismo, como el desgaste de nuestras articulaciones y también el muscular, quedando expuestos a algún tipo de lesión.

Practicar constantemente los ejercicios aeróbicos favorece de manera notable nuestra salud, por lo que se podría decir que es el mayor enemigo de la obesidad y por consecuencia de múltiples enfermedades que estas nos ocasionan, por lo que a continuación te dejo una lista de todos los beneficios:

+ ayuda a fortalecer nuestro corazón

+ Ayuda a la presión sanguínea.

+ Ayuda a eliminar el colesterol malo y mantiene en niveles normales el bueno, lo cual ayuda a fortalecer nuestro corazón.

+ Ayuda a quemar el exceso de grasa en el cuerpo.

+ Ayuda a bajar los niveles de estrés, que descontrola el metabolismo del cuerpo.

+ Ayuda a fortalecer el cuerpo y cuando vez el cuerpo que estas creando, créeme aumenta tu autoestima.

+ Ayuda por medio de la sudoración a la eliminación de toxinas o los famosos radicales libres

+ Ayuda acelerar el proceso de metabolización de las grasas, de mejor forma si lo haces por las mañanas antes de injerir cualquier tipo de alimentos.

¿QUE EJERCICIO DEBO HACER PARA BAJAR DE PESO?

El ejercicio por las mañanas en ayunas es mucho mejor, ya que vamos acelerar el metabolismo. Si logramos hacer entrenamientos aeróbicos, vamos a experimentar una acelerada quema de grasa porque nuestro cuerpo tomara de las energías almacenadas (grasa corporal) para efectuar cada movimiento.

METODO PARA PRINCIPIANTES

Muy bien vamos a dividir nuestro ejercicio en 8 semanas

1.- SEMANA (durante 5 días a la semana)

Vamos a caminar 20 minutos y si nos da sed, solo tomar agua, nada de bebidas azucaradas, bebidas energetizantes o cualquiera que se le parezca.

Tenemos que poner mucho de nuestra parte para poder hacer ejercicio, tal vez tengas que decidir entre estar saludable o ver tu novela favorita o programa de tv.

Recuerda al terminar nada de recompensas he observado a varias personas que después de hacer ejercicio se van a comer tacos y a beber refrescos, créanme si hacen eso de nada les sirve hacer ejercicio, ya que van a adquirir más calorías de las que acaban de quemar.

Al inicio de nuestra semana quiero que lleven un diario de las comidas, es decir en ese diario van apuntar todo lo que comieron en el día, absolutamente todo. Recuerden no hacer trampa, que a los únicos que van a engañar es a ustedes mismos.

2.- SEMANA (durante 5 días a la semana)

Vamos a caminar 30 minutos y recuerden solo tomar agua ya que es muy indispensable para poder quemar esa grasa que tenemos en exceso.

Nada de recompensas, absolutamente nada de carbohidratos refinados, si quieren una recompensa se pueden comer un rico apio, manzana verde, zanahorias, etc.

Recuerden apuntar todo en el diario, absolutamente todo. De esa manera podemos identificar lo que estamos haciendo mal y que no debemos de comer al siguiente día.

3.- SEMANA (durante 5 días a la semana)

Vamos a caminar 40 minutos y no se les olvide tomar solamente agua, y vamos hacer un pequeño cambio, ahora quiero que hagan solo 8 repeticiones de abdominales y con un palo de escoba vamos hacer 8 giros de cintura.

Nada de recompensas, recuerden las recompensas ya se las comieron por adelantado desde hace años.

Y no se les olvide el diario, también. Hay que checarlo en las noches y el día de mañana evitar, todos los alimentos que nos hacen daños que son aquellos que nos venden en la tiendita que está en la esquina.

4.- SEMANA (durante 5 días a la semana)

Vamos a caminar 50 minutos y de líquidos solo agua, en todo el día. Absolutamente nada de bebidas que contengan azúcar. Ya que es la que nos hace subir de peso. Ahora vamos a hacer abdominales 2 series de 8 repeticiones y de giros con un palo de escoba de 2 series de 8 repeticiones cada una.

Nada de recompensas, solo comida nutritiva, solo huevos, frutas, verduras y la riquísima agua, si se les facilita pueden tomar al agua de coco después de sus ejercicios, que sea natural por favor

Y no se les olvide el diario, así llevaremos un buen control de lo que le damos a nuestro cuerpo.

5.- SEMANA (5 días a la semana)

Aquí vamos hacer el primer cambio, se trata de intensificar un poco nuestro ejercicio en esta semana vamos a caminar 30 minutos y a trotar (correr lentamente) 10 minutos. Solo vamos a consumir agua en todo el día. Solo los días lunes, martes, miércoles, viernes y sábado, o lo puedes hacer los días que mejor te acomoden.

Vamos también a ejercitar nuestros abdominales, 3 series de 8 repeticiones y de giros para trabajar cintura 3 series de 8 repeticiones.

Para estas alturas si llevas un hábito alimenticio como el que describí en páginas anteriores, Tu cuerpo por si solo te va pedir que solo tomes agua y comas frutas, verduras y cosas sanas, claro también el cuerpo puede desarrollar vicios buenos que harán mejor tu salud.

6.-SEMANA (4 días a la semana)

Vamos a caminar 20 minutos y a trotar 20 minutos, yo sé que puede ser difícil, pero recuerda nada es fácil en esta vida y a menos que quieras bajar de peso, tienes que hacer ese gran esfuerzo. Solo lunes, martes, miércoles y viernes. Tú puedes elegir los días.

También vamos aumentar las series de abdominales y cintura, 4 series de 8 repeticiones cada una, esto para acelerar la quema de grasa de esas partes.

Recuerda llevar un buen hábito alimenticio.

7.- SEMANA (3 días a la semana)

Así es, les tengo buenas noticias esta semana caminamos 10 minutos y trotaremos 30 minutos solo los días lunes, martes y miércoles. Recuerden todo esto es esfuerzo.

De abdominales y cintura vamos hacer lo siguiente 4 series de 10 repeticiones cada una.

8.-SEMANA (3 días a la semana)

Para esta semana ya sentiremos una fortaleza en nuestro cuerpo y ya somos más resistentes, así que vamos a caminar 10 minutos y trotar 40 minutos, los días lunes, martes y miércoles.

De abdominales y cintura vamos a trabajar 4 series de 12 repeticiones cada una.

Recuerden de nada nos va a servir nuestro esfuerzo físico, si no tenemos buenos hábitos alimenticios y la clave de todo es comer bien y dormir bien.

9.- SEMANA (4 días a la semana)

Si seguiste al pie de la letra desde el inicio este plan de entrenamiento y con una adecuada alimentación que beneficie tu buen metabolismo, podrás tener la fuerza y potencia necesaria para hacer 40 minutos de trote durante 4 días a la semana.

También vamos a seguir fortaleciendo nuestras abdominales a las cuales ya puedes agregarle un poco de peso. Hacerlos con una mancuerna de 2 kilos, las abrazas a tu pecho en la ejecución de cada serie. 4 series de 12 repeticiones.

Recuerda solo debemos tomar agua y trata de hacerlo siempre al termino de tus ejercicios, para que no vayas a sufrir del famoso dolor del caballo. Si prefieres algo un poco más rico, entonces te recomiendo el agua de coco natural, yo tengo la suerte de que en mi pueblo puedo conseguir los cocos frescos.

Yo aún recuerdo que dedicaba 2 horas en correr 5 días a la semana y lograba bajar de peso. Pero eran kilos que recuperaba rápidamente cuando dejaba de hacer ejercicios y esto era porque siempre mantenía un desorden alimenticio y comía lo que encontraba, por más que me esforzaba parecía que mi cuerpo estaba acostumbrado a siempre querer tenerme en 98 kilos. Hasta que un día mirando el boxeo escuche la palabra glucosa y todo se dio mágicamente, ya que mi mujer me mandaba recetas de jugos de verduras y frutas verdes. Desde ese momento experimente 4 cosas, la primera empecé adelgazar, ya no me enfermaba, fuerza y potencia para realizar mis ejercicios. Antes al realizar mis rutinas en el gimnasio, cuando deseaba aumentar el peso a los aparatos, para crear más masa muscular, tenía una terrible decepción porque al poco tiempo tenía que regresar al peso anterior, ya que no tenía la fuerza suficiente para realizar tal rutina. Pero desde que sigo un plan alimenticio acorde a mi metabolismo, he estado experimentando mejorías en todo mi cuerpo, por lo que considero que la alimentación es el 65% para lograr cualquier meta, ya sea adelgazar o tener una excelente salud, claro sin descuidar que debemos de descansar lo necesario. El otro 35% es el ejercicio, ya que este le va a dar la resistencia que necesita nuestro organismo, hacer ejercicio es de lo más divertido, de repente se te hace un hermoso vicio, el cual no podrás dejar fácilmente; tal vez no me creas lo que te voy a decir, pero en ocasiones siento que mi cuerpo me pide que lo lleve a correr, como que mi cuerpo y mi mente se apoyan entre ambos para seguir estando en línea.

Al final de todo, comer bien, tomar solo agua y hacer ejercicio se vuelve un buen hábito, que nos va a entregar el cuerpo que siempre soñamos. Aquí te entrego otro tips, para poder adelgazar más rápido, corre por las mañanas y en las tardes ve al gimnasio, de esa forma quemaras la grasa que tienes almacenada en tu cuerpo. Tal vez al principio esta nueva forma de vida te cueste trabajo, pero conforme avancen los días querrás entrenar cada vez más, de eso estoy seguro. Además conocerás a personas que tienen tu misma meta y estoy seguro que se apoyaran mutuamente, yo por ejemplo, conocí al amor de mi vida en el gimnasio.

ES RECOMENDABLE HACER EJERCICIO

Muchos autores especializados en acondicionamiento físico, nos hablan sobre la importancia del ejercicio para el cuerpo humano y los beneficios que le entregan no solo de buena salud corporal, sino también de salud mental.

Uno de los enemigos de nuestro cuerpo es el sedentarismo, ya que estar casi todo el día trabajando en un escritorio nos vuelve a nuestros cuerpos cada día más estáticos y por lo tanto difícilmente podemos estar en forma y quemar calorías, mientras tanto lo único que hacemos es darle más energía por medio de comidas y bebidas procesadas, lo que ayuda a la acumulación de grasa en nuestro cuerpo.

Lo importante es buscar un pequeño espacio en nuestras vidas para poder ejercitar nuestros músculos y así ser cada día más fuertes y saludables, con 2 horas y medias a la semana como mínimo podríamos empezar a despertar el gusto por hacer ejercicio, lo importante es iniciar, pero créeme ya que empiezas es difícil parar, para mí el ejercicio se ha vuelto el vicio perfecto.

RAFAEL MARQUEZ, tetracampeón mundial de boxeo nos dice en un documental que el deporte te vuelve disciplinado y poco a poco le vas dando la seriedad al entrenamiento; Y esto es muy cierto a medida que ves resultados, cada día buscas mejorarlos, pero si en tu caso solo deseas bajar de peso y tener buena salud, pues créeme el deporte con un buen plan alimenticio te harán lograr tus metas. Y estoy seguro que cuando lo logres vas a replantear tus planes y querer un cuerpo mejor definido, esto se trata de siempre buscar una evolución. Imagínate todas las clases de actividades que puedes hacer teniendo un cuerpo en forma.

LAS CAMINATAS LENTAS

En la guía de actividad física del 2008, se publicaron las directrices de actividad física para la UE (Unión Europea). La OMS (Organización Mundial de la Salud) es un organismo clave en la elaboración de los términos para contrarrestar la obesidad. Y nos hacen las siguientes recomendaciones:

1.- Todas las personas por lo menos deberán de hacer 30 minutos de ejercicios moderados al día.

La organización mundial de la salud, nos describe en su libro blanco sobre el deporte, un trabajo donde puede recomendar diferentes tipos de ejercicios dependiendo de la edad de las personas.

Para los adultos sanos de 18 a 65 años nos recomiendan hacer ejercicio mínimo por 30 minutos de actividad moderada durante 5 días a la semana o al menos 20 minutos de actividad física vigorosa durante 3 días a la semana y en las actividades donde se quiera incrementar la fuerza y resistencia muscular se deberán de añadir 2 o 3 días más de actividad intensa

En 2008 también se creó la guía de Actividad Física para los americanos, en la cual nos da las siguientes recomendaciones:

Los niños y adolescentes deberán de hacer como mínimo 60 minutos de ejercicios diarios para fortalecer sus huesos y músculos, esto solo de ejercicio aeróbico. Que es como correr, nadar, practicar algún deporte, etc.

Para los adultos recomienda 150 minutos de ejercicios moderados a la semana o 75 minutos a la semana de intensidad vigorosa o se puede hacer una combinación de ejercicios moderados y vigorosos al día. Para tener beneficios adicionales a la salud deberán de incrementar a 300 minutos de actividad vigorosa a la semana. Los adultos también deberán de hacer actividades que fortalezcan sus músculos, que son los ejercicios anaeróbicos como hacer pesas 2 o más días a la semana, conforme tu condición te lo permita.

Pero recuerda y toma muy en cuenta este comentario, debes de entrenar por etapas, ve aumentando la intensidad poco a poco, no trates de comerte al mundo desde el primer día, ya que si lo haces de esa forma solo lastimaras tus músculos y el dolor te hará declinar a tu decisión de hacer ejercicio. Y recuerda que siempre debemos de tener el descanso necesario para asegurar la buena salud de nuestros músculos y articulaciones.

POR QUE CORRER EN LAS MAÑANAS

Un dato muy importante y el cual nos ayudara a eliminar de forma rápida el exceso de grasa que tenemos acumuladas, es correr, pero correr en las mañanas, seguramente en este momento acabas de hacer un mal gesto y te entiendo el simple hecho de madrugar es una pared difícil de brincar para nuestra voluntad, pero créeme si logras correr por las mañanas antes de ingresar alimentos a tu cuerpo, veras como de forma más rápida eliminaras todo el exceso de peso de tu organismo.

Y seguramente te preguntas, ¿Por qué correr en la mañana, antes de consumir alimentos me ayudara a adelgazar? Pues eso se logra por lo siguiente, por el hecho de que las mitocondrias pueden convertir la grasa en energía ATP (Adenosín Trifosfato), y la toma de la grasa que tenemos almacenadas.

Cuando corres en la tarde, después de la comida, por lo general el cuerpo consume la energía que ingeriste en el transcurso del día, ya que este proceso no es nada complicado para nuestro organismo.

El ATP o trifosfato de adenosina, es una molécula que se especializa en proporcionar energía a los músculos. Este se genera en las mitocondrias; por ejemplo, cuando mueves un musculo, las mitocondrias de las células musculares entran en acción y utilizan azúcar de tus músculos o el de la sangre para producir energía ATP. Pero cuando esta energía es agotada se puede crear energía ATP de la grasa almacenada, que son los carbohidratos que el cuerpo no ha usado y la ha acumulado en forma de grasa, y esta grasa puede ser descompuesta para crear más energía ATP. Como en las mañanas no has ingerido ningún alimento (energía), entonces nuestro cuerpo la toma de las grasas que tenemos almacenadas, por lo que empezaremos a adelgazar.

POR QUE AUMENTAR LA VELOCIDAD

En varios años que he ido a correr a la deportiva de mi municipio, eh visto como las personas solo caminan y como consecuencia nunca tienen el resultado deseado, llevándolos a la desesperación y abandonando cualquier intento por adelgazar.

Pero si ya estamos haciendo el intento por ejercitarnos, porque no dar el siguiente paso y aumentar nuestra velocidad, de esa forma tendríamos 3 recompensas:

La primera: buena salud, física y mental;

La segunda: resistencia

La tercera: adelgazar

Si solo caminamos nuestro cuerpo toma las calorías de las energías recientes, más no de las acumuladas, por lo tanto nuestro cuerpo no quemaría las calorías necesarias para poder tener buena salud; y ahora si estas ha acostumbrado a caminar en las tardes, pues simplemente nunca bajaras esos kilos que tenemos demás. Caminar es de lo más sencillo, pero esa acción nunca te hará quemar la grasa acumulada. El ejercicio para acelerar la quema de grasa debe de ser fuerte y cansado, recuerden todo cuesta en esta vida y a nosotros nos va a costar mucho sudor y cansancio.

Y no lo olvides si estás acostumbrado a ejercitarte en las tardes, deberás de hacerlo de forma vigorosa, ya que debemos de agotar primeramente las energías consumidas en el transcurso del día, para que nuestro cuerpo pueda empezar a metabolizar las almacenadas. Lo sé, es difícil, pero es el costo por haber consumido tantos años carbohidratos refinados. Pero cambiando nuestros hábitos alimenticios e ingresando a nuestra vida ejercicios, es una batalla que podremos ganar fácilmente.

ENTRENAMIENTO POR INTERVALOS

Seguramente ya han escuchado este término: ENTRENAMIENTO POR INTERVALOS, para los que no saben que son los entrenamientos por intervalos, les voy hacer una pequeña descripción: consiste en la alternancia de intervalos de trabajo de alta intensidad con otros intervalos de menor intensidad.

Es un tipo de entrenamiento metabólico que mejorar tu capacidad de recuperación, consiguiendo que el metabolismo funcione con una mayor rapidez. Este tipo de entrenamiento es recomendable para personas que llevan meses corriendo, 3 o 5 veces por semana, no es recomendable para personas que no tengan buena salud, como por ejemplo problemas cardiacos.

Sé que el día que decidas practicar el entrenamiento por intervalos, te darás cuenta que no es de lo más sencillo, pero te lo digo por experiencia propia que mejorara considerablemente tu rendimiento en las pistas y sentirás como se fortalecen tus músculos de las piernas y abdomen. Así que no desertes por considerarlo un ejercicio pesado. Ya que obtendrás resultados sorprendentes.

Un ejemplo de ejercicios de intervalos:

Trota a intensidad alta durante 5 minutos, después aumenta la velocidad a todo lo que tu cuerpo pueda resistir, cuando ya no puedas más baja la velocidad y sigue trotando por otros 5 minutos. Esa sería una serie de intervalos.

Para principiantes agregar una serie de intervalos por 3 días a la semana.

Para intermedios agregar dos series de intervalos por 3 días a la semana.

Para avanzados agregar tres series de intervalos por 3 días a la semana.

Otra serie de intervalos podría ser, en una caminadora.

Trota a intensidad alta mientras ves tú programa favorito y cuando estén los comerciales aumenta la velocidad a todo lo que puedas correr.

Otro beneficio que he observado cuando realizo mis ejercicios de intervalos, es que después de varios minutos de haber terminado mi rutina sigo sudando, por lo que entiendo que mi metabolismo sigue quemando calorías, cuando solo hago trote a alta velocidad, después de 10 minutos de haber terminado mi sesión dejo de sudar. Por lo que sería un beneficio más de los ejercicios de intervalos. Pruébalos y verás que sentirás esa sensación de sudar mucho por más tiempo.

Según estudios, se ha demostrado que si realizas series de intervalos cada 15 días tienes los mismos beneficios que cuando los practicas semanalmente. Por si sientes mucha fatiga, dale más descanso a tu cuerpo.

Para terminar con este tema, siempre trata de buscar un calzado que se adapte a tu pie, no solo te vayas con la finta por la publicidad o diseño de los mismos. En el mercado encontraras de todo, incluso algunos que tienen chip y que te ayudaran a registrar tus avances en algún Smartphone. Pero no te vayas con la apariencia, mejor compra el que te haga sentir más cómodo, créeme ayudara mucho en tu rendimiento.

CORRE AL RITMO DE TU MUSICA

La música, creo que ella nos acompaña en todos los momentos de nuestra vida y porque no llevarla al lugar donde nos fortalecemos, así es, ponle ritmo a tu deporte favorito, escucha de lo que más pueda motivarte. A mí por ejemplo me gusta correr escuchando música hip hop y rock en español, mis grupos favoritos son: La Gusana Ciega, Jumbo, DLD y los Bunkers.

Existen muchas aplicaciones en la tienda de google, que aparte de ser divertidas son gratuitas, una de ellas que me ha dado muy buen resultado es la de RUNTASTIC, esta para mí por mucho es la mejor aplicación y la podrás descargar si tienes un sistema operativo androide, en ella podrás registrar todos tus avances, como kilómetros recorridos, tiempo, calorías quemadas, etc. Y si, aunque lo dudes es GRATIS.

Ahora que si tienes un buen presupuesto existen a la venta relojes inteligentes que te ayudaran a registrar tus avances y sin llevar el incómodo celular en la cintura o en el brazo, en el mercado encontraras una gran variedad de productos que ni te imaginas, por lo que hará mucho más divertido correr o asistir a un gimnasio.

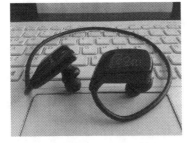

EL DESAYUNO

Es la parte más importante si aspiramos a mejorar nuestro cuerpo, que no solamente provee de los nutrientes necesarios al cuerpo, sino que es el encargado de reactivar nuestro metabolismo. Claramente debemos de ingerir alimentos totalmente nutritivos que contengan proteína (carne de pollo, pavo, pescado y huevos) (contienen los aminoácidos), aceite (aceite de olivo si se consume crudo y aceite de coco o canola si lo va a freír) y por último los carbohidratos (vegetales y frutas verdes, como manzana verde, pera, etc.) Los últimos son la fuente importante de vitaminas, minerales y pequeñas cantidades de aminoácidos, que el organismo utiliza para metabolizar los alimentos.

Recuerden que si se nos ocurre saltarnos el desayuno le provocaremos al cuerpo un desorden que nos puede perjudicar en nuestra meta de querer adelgazar, ya que si no lo hacemos, se estará activando un estado de mini hambruna y eso hace que el cuerpo comience a almacenar grasa. El sistema orgánico humano no es tonto y va hacer lo necesario para poder vivir.

Solo como un dato las personas que no desayunan tienen un 450% más de probabilidades de engordar. Así que no hay que negarnos nada y a disfrutar del desayuno.

Este sería el ejemplo de un buen desayuno 2 huevos con medio aguacate y berenjena asada fritos en aceite de coco, (o si prefieren pueden agregar pollo o pescado), un jugo de verduras con fruta y un vaso de leche de alpiste.

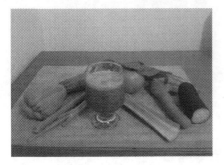 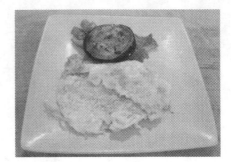

LA COMIDA

Ya establecimos la importancia del desayuno en nuestras dietas diarias y no por eso la comida deja de tener importancia, de hecho tiene el mismo valor, por lo que recomiendo nunca saltarse ninguna de nuestras tres comidas diarias. Y como ya lo establecimos en las páginas anteriores debemos de comer equilibradamente. Nuestra comida debe de contener proteínas (aminoácidos), carbohidratos (vitaminas, minerales y aminoácidos) y aceite.

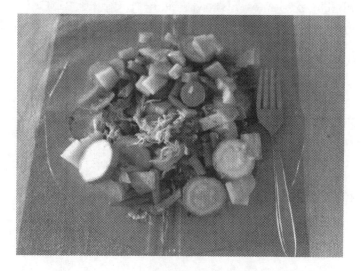

Como pueden observar en este primer plato tenemos como proteína Pollo, como carbohidratos LIMON, EJOTES, CALABACITA, PAPA, CHAYOTE Y ZANAHORIA. El POLLO es frito en aceite de coco. Tenemos los seis elementos necesarios para nuestro cuerpo. Proteína, aceite, carbohidratos, vitaminas, minerales y aminoácido. Recuerden comer hasta saciar totalmente el hambre, estos nos ayudara a no comer los malos antojos.

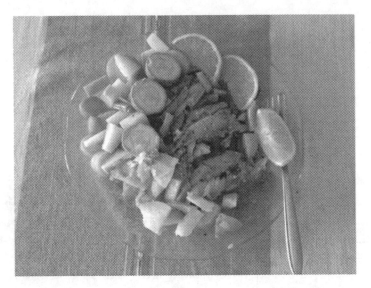

En este platillo podemos observar como proteína PESCADO (ACEITE OMEGA 3). De carbohidratos una rica combinación de verduras, como líquidos solo debemos de tomar agua. Recuerden eliminar el azúcar de sus alimentos diarios. El pescado es frito en aceite de coco.

Si nuestra meta es adelgazar debemos de ser un poco estrictos en nuestra alimentación, para que nuestro cuerpo no almacene grasa y podamos gastar las que ya tenemos. Recuerden siempre comer hasta estar satisfechos y nada de comida chatarra.

Nunca, pero nunca deben de omitir una comida por querer bajar de peso, ya que de esa forma vamos a descontrolar nuestro metabolismo, siempre debemos de mantenernos bien alimentado. Un organismo bien alimentado es un cuerpo sano.

LA CENA

La última y no menos importante que las 2 anteriores es la cena, en ella nunca nos debemos de exceder si nuestra intención es adelgazar, por lo que sería muy recomendable cenar cosas muy ligeras, para preparar a nuestro cuerpo para dormir, también es recomendable no tomar mucha agua, ya que de esa forma vamos a interrumpir nuestro sueño por ir al baño. Si te gusta el café trata de no consumirlo en la noche y solo 2 o 3 veces por semana. De esa forma podemos descansar sin interrupciones. Y a dormir se ha dicho, hasta mañana.

¿QUE SERIA BUENO CENAR?

Cenaremos jugos de vegetales, ya que ellos contienen muchas vitaminas y minerales que nuestro cuerpo necesita, para que mientras repose tenga los elementos necesarios para regenerarse, es decir curar todas esas lesiones que le ocasionamos en el transcurso del día.

Podemos acompañar nuestro jugo con algo sólido como nueces, almendras y queso asado, ellos también aportan aceites y calcio, que son importantes para nuestro organismo.

También podemos acompañar con la leche de alpiste, mismo que nos ayuda a limpiar nuestro cuerpo de toxinas, pero recuerden que la leche de alpiste sea al final de la cena, para que produzca mejor efecto.

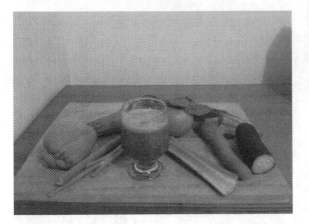 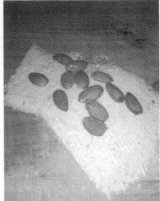

LA IMPORTANCIA DE LOS JUGOS DE FRUTAS Y VEGETALES

Por qué agregar los jugos de vegetales a nuestra dieta, porque mejor no comer directamente las frutas y verduras. Es una interrogante que tal vez nos estemos haciendo en este momento.

Bueno antes de adentrarnos en este fundamental tema, vamos a necesitar comprar un extractor de jugos, este será de gran ayuda para obtener los nutrientes necesarios de las verduras y frutas, ya que consumirlas crudas o cocidas es muy difícil para los que no están acostumbrados a su sabor, y por medio de este artefacto vamos a despertar ese gusto que tenemos dormido, ya que en jugos se obtienen sabores muy sabrosos al combinar las frutas y verduras. Los extractores de jugos los encuentran en cualquier tienda departamental a costos muy bajos o tal vez tengas uno guardado en tu almacén.

Dentro de la pirámide nutricional, las frutas y verduras son la base de una adecuada alimentación, ya que ellas nos proveen de enzimas para que nuestro cuerpo asimile de mejor forma nuestras comidas.

Al consumir los jugos de una gran variedad de frutas y verduras, estas proveyendo de casi todas las vitaminas y minerales a nuestro organismo, estos líquidos vitales también contienen un poco de fibra, que ayudaran a tu sistema digestivo.

Este carbohidrato es una energía de calidad muy pura, que esta disponible casi de forma inmediata para el cuerpo, por lo que no será almacenada como grasa en nuestro organismo, aparte de aportarnos una gran cantidad de nutrientes, también es ideal para quitarnos la sed, por lo tanto al ser energía disponible nos ayudara a quemar el exceso de grasa a través del ejercicio.

Porque es necesario tomar el jugo de vegetales y frutas, porque significa que en un vaso estamos consumiendo muchas frutas y vegetales, por consecuencia muchas vitaminas y minerales.

Comer este tipo de alimentos de forma líquida o solida tiene sus recompensas, de forma líquida tenemos energía de uso inmediato junto con sus nutrientes y el beneficio de forma sólida, es que el cuerpo gasta más energía al procesarla, de la que está consumiendo.

Yo acostumbro a incluir dos jugos al día uno en el desayuno y otro en la cena, esto me ayuda a cargar mi cuerpo de nutrientes y a quitarme la sed, al poco tiempo de consumirlos me quita la fatiga que siento por el ejercicio, y al sentir el delicioso sabor hace que mi cuerpo se relaje completamente, créeme disfruto cada trago de estos jugos.

Todas las frutas y verduras tienen beneficios diferentes, algunas ayudan a mejorar nuestro metabolismo, otras ayudan a conciliar el sueño, etc. Ellas son las claves para tener un organismo más funcional.

Recuerda no debes de llevar una dieta donde solo consumas los jugos de vegetales, esta debe de ser complementada con aceite y proteínas, para asegurar el buen estado de todos nuestros órganos. Después de correr intensamente en las mañanas tomo un jugo de frutas y vegetales, esto me ayuda a relajarme y a sentirme más tranquilo, seguido de un rico desayuno. En las tardes después de hacer mi rutina en el gimnasio, tomo otro delicioso vaso de jugo de verduras acompañado con un poco de nueces y queso, y para complementar la cena un vaso de leche de alpiste.

Otro importante beneficio que nos aportan los jugos de frutas y verduras, es que nos ayudan a limpiar el cuerpo de toxinas o radicales libres, que cuando se acumulan en nuestro organismo son los causantes de enfermedades. Al proveer a las células de los nutrientes que necesitan, estás desempeñan sus funciones a la perfección, como reconstruir las partes dañadas por lesiones.

Podemos comprobar nuevamente de que todo lo que necesitamos está en la naturaleza y aun mejor es más delicioso, económico y nutritivo.

Cuando hablo de jugo me refiero a jugos frescos realizados en el momento y por nosotros mismos y NUNCA, PERO NUNCA LOS QUE VENDEN EN LAS TIENDAS, ya que estos no llevan casi nada de vitaminas y minerales. Observen las etiquetas y verán de que están elaborados esos productos. Si tienen duda de algún alimento chéquenlo en la página de PROFECO en México, ahí observaran que tan nutritivos son. Y recuerden a esos jugos les integran mucha azúcar, que en nuestro cuerpo se convertirá en grasa.

El jugo debe de beberse inmediatamente para que poder tomar todos los nutrientes, ya que si tardamos en tomarlo se oxidaran las vitaminas y minerales. Y solo estaremos consumiendo el líquido sin nutrientes. Por lo que si acostumbras a beber jugos fuera de tu domicilio, pide que te lo hagan en el momento.

Dos jugos al día son más que suficientes para que nuestro cuerpo este muy bien, recuerde todo en exceso es malo. Y no necesitamos que nuestro riñón sufra una sobrecarga de vitaminas y minerales.

No sé si hayan escuchado algún día la voz de su cuerpo, por ejemplo cuando comemos alimentos que nos perjudican. Nuestro cuerpo nos pide agrito que no lo volvamos hacer, nos dice no lo hagas más, de la siguiente forma. Nos hace sentir pesados, nos hace aumentar de peso y nos hace sentir un gran sentido de culpa. Verdad que nuestro cuerpo es increíble, yo no dejo de sorprenderme cada día, de las cosas que nuestro cuerpo hace por nosotros.

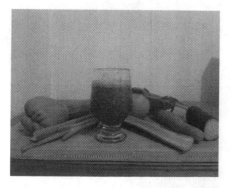

Aquí está la clave para aquellas personas que no sienten agrado por comer vegetales, de esta forma pueden agregar ese porcentaje de frutas y verduras que necesitamos comer, así que no hay nada imposible, siempre hay una forma deliciosa de disfrutar nuestros alimentos.

PLAN ALIMENTICIO

Cuando escuchaba la palabra DIETA, aparte de flojera, lo primero que se me venía a la mente era que iba a empezar a sufrir con la comida y empezar a comer pequeñas cantidades, lo cual siempre me tenía con hambre. Aún recuerdo cuando sufría de apetito, como sentía ese horrible hueco en el centro de mi estómago, había noches en que me revolcaba de hambre, todo por seguir tontas dietas.

Pero a medida que seguí investigando y al conocer que mi cuerpo metabolizaba mejor la comida vegetaría y que debía complementarla con carnes y aceite; el hambre desapareció de mi vida, ahora me alimento hasta sentirme satisfecho, consumo de todo lo que está permitido y puedo decir que gozo de buena salud y fuerza física.

Ahora que conozco a mi cuerpo y su metabolismo, tengo un plan alimenticio que me deja totalmente satisfecho, así que no le temas a los planes alimenticios, ya que en ellas encontraras los alimentos que tu cuerpo necesita y podrás hacer cuanta combinación de alimentos se te ocurra, así que vamos a empezar.

Primero hay que recordar que nuestro cuerpo necesita de lo siguiente para tener un buen metabolismo y de ese modo aprovechar todos los nutrientes que contienen nuestros alimentos. A continuación te las voy a enlistar:

a).- Proteínas (contiene los aminoácidos)

b).- Aceite

c).-   Carbohidratos (contienen las vitaminas, minerales y algunos aminoácidos).

d).-   Vitaminas

e).-   Minerales; y

f).-   Aminoácidos. (Leguminosas y cereales)

Entonces lo que necesitamos hacer es combinar de manera inteligente esos tres elementos naturales a nuestro cuerpo, aquí les va algo que yo hago diariamente:

EL DESAYUNO.

PRIMERO ME TOMO UN VASO DE LECHE ALPISTE DE 250 ML; DESPUES

DOS HUEVOS CON QUESO (frito con aceite de coco) Y AGUACATE (proteínas)

UN JUGO DE VEGETALES (carbohidrato) [contienen vitaminas y minerales]

- APIO

- ACELGA

- PEPINO

- MANZANA VERDE

- ZANAHORIA

- CHAYOTE

- CALABACITA

- ESPINACA

- LIMON (exprimir al jugo ya que este elaborado)

CALCULEN QUE SALGA UN VASO DE UNOS 350 ML. (si no acostumbras hacer ejercicio)

+ Cuando me elaboro mis jugos utilizo 2 ramas de apio, 2 ramas de acelga, 4 ramas de espinaca, medio pepino, 1 manzana verde, 2 zanahorias, medio chayote, media calabacita y 2 limones.

De toda esta combinación me sale medio litro de delicioso jugo, en ocasiones hasta 750 ml. Pero quiero recalcarles que yo hago bastante ejercicio durante 5 días a la semana, si no haces ejercicio no abuses de las cantidades. Ya que le darás una sobrecarga de vitaminas y minerales a tus riñones. Y eso no es nada recomendable.

LA COMIDA.

PECHUGA DE POLLO FRITA [asada o frita en aceite de coco] (proteína y grasa)

UN PLATON DE VERDURAS (carbohidratos) [contienen vitaminas y minerales]

- LECHUGA (YO LO USO COMO TORTILLA)

- RABANO

- AGUACATE

- JITOMATE

- LIMON

- ZANAHORIA

- CALABACITA

- EJOTES

+ En ocasiones lo que hago es que corto toda verdura en cuadritos y la revuelvo con el pollo, para al final le agrego el jugo de 2 limones para resaltar el sabor, aparte de que vuelve más jugosa y sabrosa a la comida. Bueno la realidad es que a mí me encanta el limón, por tal razón rara vez me verán con gripa o tos.

LA CENA.

JUGO DE VEGETALES (carbohidratos) [contienen vitaminas y minerales]

- APIO

- ACELGA

- PEPINO

- MANZA VERDE

- ESPINACA

- CALABACITA

- ZANAHORIA

- CHAYOTE

- LIMON

Y un plato que contenga una Jícama mediana, 10 nueces, 2 rebanadas de queso y al final me tomo un licuado de leche de alpiste, en un tema más adelante les explico la forma de cómo obtenerla.

En el jugo de vegetales pueden agregar los vegetales que más le gusten, no es forzoso que solo agreguen los que acabo de describir. Créanme esos jugos son deliciosos. Siempre la cena debe de ser muy liviana, para que de esa forma preparemos a nuestro cuerpo para dormir, recuerden que mientras dormimos todas las funciones de nuestro cuerpo tienden hacer más lentas, los latidos de nuestro corazón, nuestra respiración, etc. por lo tanto siempre recuerden lo siguiente desayunar como rey, comer como príncipe y cenar como mendigo.

Recuerden todo estos alimentos lo vas a elegir dependiendo de lo que tu cuerpo metabolice de mejor forma, si tu metabolismo está orientado hacia lo vegetariano, tienes que respetar el porcentaje de 70% vegetales y 30% carnes de preferencia blanca y magra o en caso de que sigas una dieta totalmente vegetariana puedes consumir la proteína vegetal y suplementos vitamínicos. Si tu metabolismo es carnívoro, entonces será 40% carnes y 60% vegetales. Y si tienes la gracia de ser neutro puedes comer los porcentajes que desees ya que no tendrás ningún problema, pero de preferencia cosas naturales. Solo les recomiendo no abusar de las carnes, también existe la proteína que contiene el huevo.

Si tu pregunta es la siguiente: ¿puedo comer comida procesada de vez en cuando? La respuesta es sí. Lo que te recomiendo es que si algún día tienes antojos, simplemente no te quedes con las ganas, pero si lo haces, solo cuida que sea en el desayuno o en la comida, trata de nunca hacerlo en la cena, ya que después de cenar por lo regular ya no efectuamos ningún tipo de labor y por lo tanto toda esa energía es almacenada en forma de grasa en nuestro cuerpo. A continuación les voy a dejar unos ejemplos:

EL DESAYUNO.

UN PAN CON CAFE, ETC (alimento que genera mucha grasa)

AL SARTEN LE AGREGO ACEITE DE COCO (grasa)

FREIR PESCADO (proteínas)

CON UN POCO DE ESPAGUETI. (Carbohidrato que genera grasa)

O COMER UNA HAMBURGUESA, O UN SOPE, O UN PAR DE SALCHICHAS.

UN JUGO DE VEGETALES (carbohidrato) [contienen vitaminas y minerales]

- APIO

- ACELGA

- PEPINO

- MANZANA VERDE

- ZANAHORIA

- CHAYOTE

- BERENJENA

- ESPINACAS

CALCULEN QUE SALGA UN VASO DE UNOS 350 ML.

En la foto siguiente les doy otro ejemplo de cómo alternar la comida. Esta contiene pescado frito en aceite de coco (pueden elegir cualquier tipo de carne), aguacate, zanahoria con jícama rayada y un sope de queso con salsa.

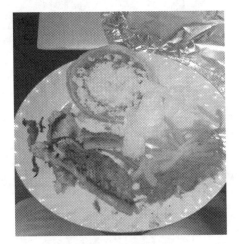

+ recuerden pueden agregar cualquier tipo de verduras y frutas, las que te originen el sabor que tu deseas, en caso de que estés iniciando a perder peso trata solo de hacer los fines de semana, ya que recuerda que estás trabajando para mejorar tu metabolismo, por lo que no sería recomendable que lo hagas todos los días. Ya cuando hayas alcanzado tu peso ideal y que tu metabolismo este trabajando perfectamente, entonces ya podrás aumentar a más ocasiones.

LA COMIDA.

PECHUGA DE POLLO FRITA [se fríe con aceite de canola] (proteína y grasa)

PAPAS A LA FRANCESA (comida que genera mucha grasa)

UN PLATON DE VERDURAS (carbohidratos)

- LECHUGA (YO LO USO COMO TORTILLA)

- RABANO

- AGUACATE

- JITOMATE

- LIMON

La foto contiene otro ejemplo: pescado frito en aceite de coco, limón, una zanahoria y una jícama rayada, con espagueti y salsa de chile rojo.

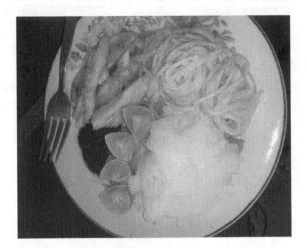

LA CENA.

JUGO DE VEGETALES (carbohidratos)

- APIO

- ACELGA

- PEPINO

- MANZA VERDE

- ZANAHORIA

- CHAYOTE

- CALABACITA

- PERA

- GUAYABA

+ Al final cuando ya esté elaborado el jugo de frutas y verduras, puedes agregarle el jugo de uno o dos limones dependiendo de tu gusto.

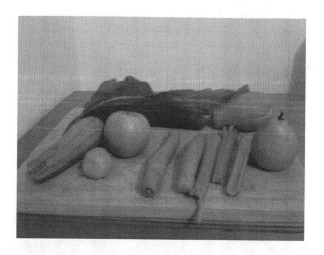

Y un plato de Jícama con manzana verde picada.

Cuando agreguen comidas que producen mucha grasa en el cuerpo traten de que solo sea el 25% del total de su plato y que el otro 75% sea de comidas que generan poca grasa, de esa forma nunca aumentara la grasa en sus organismos.

Recuerden siempre debemos de cuidar la cena, nunca deben de olvidarlo

LAS COLACIONES

Las colaciones son tentempiés, refrigerios o snacks, es decir, pequeñas porciones de alimentos que se consumen entre dos comidas fuertes, ya sea a media mañana o a media tarde. Las colaciones disminuyen tu apetito entre las comidas principales, ayudándote a evitar llegar a la mesa muriéndote de hambre y comer demasiado.

He visto que siempre de refrigerios, colaciones o como gusten llamarles nos gusta ingerir todos los carbohidratos refinados que se nos interpone en el camino, pero recuerden este tipo de refrigerios, que por lo regular son: pastelillos, galletas, jugos azucarados, papitas, etc. son como lo hemos descrito en páginas anteriores nuestro peor enemigo para nuestro metabolismo, ya que lo hace más lento y por consecuencia es más difícil poder quemar las grasas. Sin dejar de mencionar que son los principales causantes de obesidad en el mundo. Por lo tanto hay que dejar de lado estos "alimentos", si es que en realidad queremos quemar esas grasas que tenemos en exceso.

Que podemos comer entre comidas, les dejo una lista, de las cuales pueden encontrar en cualquier frutería:

1.- Almendras

2.- Nueces

3.- Jícamas

4.- Quesos

5.- Manzana verde

6.- apio

7.- Yogurt light sin azúcar

Con estos productos se pueden hacer un buen refrigerio y de tal manera no llegaran con tanta hambre a su siguiente comida a y tengan cuidado si no quieren tener un ataque de gases estomacales, nunca vayan a combinar frutas con queso, ya que esto hace lenta la metabolización de esos alimentos y hace que la fruta fermente dentro de nuestro estómago y por lo tanto la fermentación produce gases, así que tomen en cuenta este comentario. Hay personas a las que consumir muchas grasas les hace fermentar la comida dentro de su cuerpo, así que sería bueno que chequen y vean cómo reacciona su cuerpo hacia los diferentes tipos de productos alimenticios que consumimos a diario.

EL ALPISTE

Es una planta del género de las gramíneas en las que se incluyen los cereales, su grano es una semilla pequeña con cascarilla, muy parecida a la semilla del ajonjolí o sésamo. Esta se cría en el archipiélago canario y la utilizamos muy frecuentemente solo para alimentar a nuestras aves. Esta valiosa semilla contiene almidón, lípidos, ácido salicílico y oxálico; y sustancias nitrogenadas.

Esta maravillosa semilla se ha utilizado como reductora de los niveles de lípidos o grasa en la sangre, como antiinflamatorio y como un excelente diurético. Hace poco tiempo circuló en redes sociales una importante investigación por alumnos del IPN (Instituto politécnico nacional), donde se recomendaba el consumo de la leche de esta semilla, ya que ayudaba con los problemas de la vejiga, a limpiar nuestros riñones, así como a quemar el exceso de grasa.

Nos dicen que la única forma de aprovechar todos sus nutrientes es por medio de la maceración (dejarla remojando en agua, para que la semilla absorba agua) y posteriormente la trituración (en una licuadora, agregando un vaso de agua de 250ml. Aproximadamente) de esta forma podremos tomar todos sus beneficios.

PROPIEDADES DEL ALPISTE

El alpiste tiene muchas enzimas que son importantes para la metabolización de las comidas, también tiene un alto concentrado de lipasa, que es la encargada de eliminar el exceso de grasa en nuestro cuerpo, contiene muchos antioxidantes que ayudan a eliminar las toxinas del cuerpo.

Esta excelente semilla es utilizada para tratar infecciones de orina (la cistitis), también se utiliza en las personas que tienen hipertensión arterial, hinchazones y problemas de obesidad, ya que ayuda al desecho de la grasa en el cuerpo, problemas de gastritis y ulceras en el estómago.

Todas las enzimas que nos entrega este importante alimento ayudan a mantener sano el hígado, los riñones y el páncreas. Por lo que sería recomendable el consumo en personas que tiene Diabetes o si desconfían pueden consultarlo con un especialista en la materia. Ayuda al cuerpo a eliminar las toxinas que lo dañan, ya que la leche de alpiste favorece la diuresis. También ayuda a las personas que padecen de hipertensión o presión alta.

Es asombroso como esta pequeña semilla entrega tantos beneficios a nuestra salud y una de ellas es la eliminación del exceso de grasa de nuestro cuerpo, así es nos ayuda a terminar con los problemas de la obesidad, ya que elimina el exceso de grasa de las venas, arterias y ayuda a que podamos desintegrar fácilmente los tejidos adiposos de nuestro organismo, sobre todo en la parte del abdomen y cintura. Si eres de los que tiene rutinas en el gimnasio deja decirte que el alpiste contiene mucha proteína, por lo que ayudara a tus músculos. Cabe mencionar que contiene muchos antioxidantes, por lo que será un beneficio que ira directo a nuestras células.

MODO DE PREPARACIÓN

La única forma de aprovechar todos sus nutrientes es por medio de la maceración (dejarla remojando en agua, para que la semilla absorba agua durante 10 horas) y posteriormente la trituración (en una licuadora, agregando un vaso de agua de 250ml. Aproximadamente durante 5 minutos o los que sean necesarios, hasta ver una leche) de esta forma podremos tomar todos sus beneficios. Después colarla para solo consumir su leche de color blanca.

Si lo deseas puedes tomar su fibra en un vaso con agua y al final te tomas la leche, para de esa forma utilizarla toda, como fibra y como carga enzimática. Deberás de tomar un vaso en la mañana antes de cualquier alimento y el segundo vaso lo tomaras en la noche al final de tus alimentos, para aprovechar todos sus beneficios. Yo lo que hago es que el alpiste que tomo en las mañanas lo dejo remojando toda la noche y el vaso que tomo en las noches, ese alpiste lo dejo remojando todo el día. Así de sencillo. Para las personas que desean adelgazar pueden tomar un vaso entre comidas, para mejores resultados.

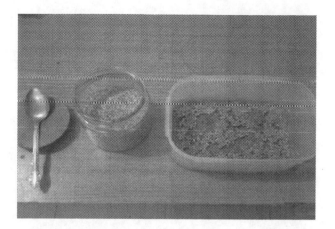

ALIMENTACION PARA DEPORTISTAS AVANZADOS

Este tema está dedicado para las personas que tienen un régimen de ejercicios muy fuerte, jamás deberá de utilizarlo alguien que está en el inicio del programa para la perdida de grasa. Ya que no podría ver resultados y terminaría por desesperarse.

COMO INICIAR

El primer paso para definir los músculos de nuestro cuerpo es eliminar los alimentos que incrementan la ingesta calórica y depósitos de grasa. Los cuales son todos aquellos que se consideran como comida chatarra, ya que perjudican el metabolismo de nuestro organismo.

Eliminar el azúcar en cualquiera de sus presentaciones, cambiar el café por tés verdes o blancos sin endulzar; cualquier azúcar libera insulina, que regula el nivel de glucosa en sangre, y además acumula todo exceso de energía en tejido adiposo.

Deberemos de beber mucha agua fuera de las comidas, porque así se activará la diuresis y los procesos de eliminación. De esta forma vamos a desechar todas las toxinas de nuestro cuerpo y lo favoreceremos con una adecuada hidratación.

El punto clave es el desayuno. Las personas que no desayunan tienen 450% más de posibilidades de engordar. Al no desayunar, se está activando un estado de mini hambruna y eso hace que el cuerpo comience a almacenar grasa. Por lo que el metabolismo no trabaja adecuadamente y se ocasiona un descontrol en nuestro organismo, provocando estrés y desesperación, truncando nuestras metas. Ya que nunca adelgazaremos. Sin olvidar ese dolor horrible en la boca del estómago por no comer.

Recuerden que siempre debemos de incorporar 6 elementos en nuestras comidas y que nunca deben de faltar, estas son: las proteínas [carnes, huevo, vegetal], los carbohidratos [frutas y verduras], aceite [aceite de coco para freír la comida o aceite de olivo extra virgen para aderezar nuestras ensaladas, vitaminas, minerales [están en nuestros vegetales y frutas] y aminoácidos [carnes, leguminosas y cereales].

LOS AMINOACIDOS QUE NECESITAMOS SON:

ALANINA.- interviene en el metabolismo de la glucosa. Recuerden que es la principal fuente de energía de nuestro organismo.

ARGININA.- Interviene en el equilibrio de nitrógeno y de dióxido de carbono. Ayuda a producir hormona de crecimiento. Que fortalecerá nuestros tejidos y hará crecer nuestros músculos y repara el sistema inmunológico.

HISTIDINA.- Ayuda a la reparación de los tejidos del sistema cardiovascular.

SERINA.- Ayuda a desintoxicar el organismo, ayuda al crecimiento muscular y metabolización de las grasas.

TAURINA.- Estimula la hormona de crecimiento, ayuda a fortalecer el musculo cardiaco y vigoriza el sistema nervioso.

ORNITINA.- Ayuda a generar hormona de crecimiento; y en combinación con la L-Arginina y la L-Carnitina, metaboliza la grasa excedente en el cuerpo humano. Ayuda quemar el exceso de grasa.

Agregando todos estos elementos vamos a tener un buen rendimiento en nuestro entrenamiento diario, por lo que deberemos de agregar dos cosas importantes, la primera el deseo de mejorar nuestro cuerpo y disciplina. Solo así podremos ver resultados.

LOS ALIMENTOS QUE AYUDAN A MARCAR EL ABDDOMEN

En este tema vamos a dar una relación de los productos que no generan grasa en el organismo y por consecuencia son el perfecto aliado para poder eliminar por medio del ejercicio esa grasa difícil que se aloja en el abdomen y cintura. Quien no ha soñado con lucir un abdomen totalmente marcado, pues si puedes ser estricto en tu alimentación aquí te va una lista de lo que puedes consumir:

1. almendras

2. nueces

3. avena

4. huevos

5. carne de pavo magra

6. carne de pollo magra

7. pescado de carne blanca

8. aceite de oliva extra virgen

9. aceite de coco

10. fresas

11. frambuesas

12. espinacas

13. pepino

14. leche de alpiste

15. acelga y otros vegetales verdes

16. arándano.

Otros alimentos que puedes comer durante tu plan alimenticio son los siguientes: salsa de manzana, manzana verde, zumos de cítricos, ajo, espárragos, aguacate, zanahoria, lentejas, setas, melocotón, guisantes, semilla de girasol y apio.

Estos alimentos deben de ser la base de tu plan alimenticio, por lo que la idea es comer 4 o 5 veces al día, con la finalidad de crear masa muscular y eliminar la grasa acumulada en el cuerpo. Lo recomendable es siempre utilizar estos alimentos, para que nuestro cuerpo tome la grasa almacenada y de esa forma desecharla. Hacer varias comidas pequeñas y nutritivas para mantener un balance nutritivo en el cuerpo.

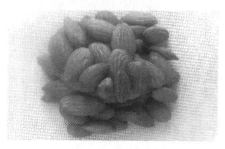 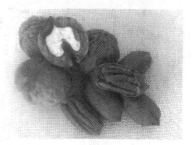

QUE APARATOS FUNCIONAN PARA LA QUEMA DE GRASA

Seguramente todos hemos caído en la publicidad engañosa que vemos a diario en la televisión de productos que con solo comprarlo te dicen y aseguran que vas a bajar de peso. Y yo he sido una de esas tantas personas que ha caído en esas mentiras, pero gracias a ello hoy puedo darles una lista de los aparatos aeróbicos que si te pueden ayudar a quemar ese exceso de grasa y estos instrumentos son muy necesarios, ya que para muchos nos es imposible trasladarnos al deportivo o Gimnasio.

EL primero de nuestra lista es la **BICICLETA ESTÁTICA**, en ella podemos hacer el ejercicio aeróbico que necesitamos diariamente y si la acompañas con música el tiempo se ira de volada. Los precios son de 1,400 pesos mexicanos en adelante.

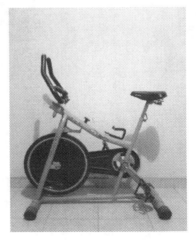

La segunda que nos va ayudar y sobre todo a las mujeres ya que este aparato trabaja perfectamente, los brazos, abdomen y piernas. Y se llama evolution crunch. Pero eso sí, ni crean que en semanas van a tener un súper cuerpazo. Para eso se necesita un buen plan alimenticio y hacer ejercicio constantemente. Existe un mar de similares de este producto, por lo que sin problemas podrás conseguirlo.

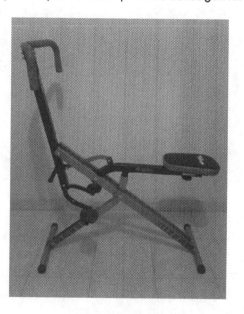

El tercero nos va a ayudar a ejercitar nuestro abdomen créanmelo funciona muy bien, ya que protege nuestro cuello. Y desde el primer día sentirán que está trabajando el abdomen. Yo este aparato lo compre en la tienda linio por 690 pesos, con envió gratis.

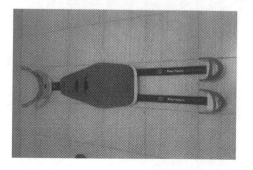

El cuarto es la bicicleta elíptica, en ella también trabajaremos todos los músculos grandes del cuerpo, excelente para las personas que desean adelgazar. El precio en el mercado varía desde 1,600 hasta 3,500 pesos mexicanos las más económicas.

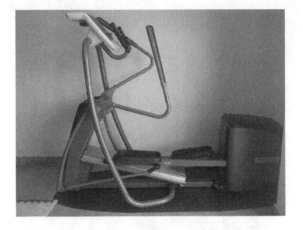

Créanme si logran conseguir estos aparatos, tendrán lo indispensable para poder bajar de peso y recuerden 35% ejercicio y 65% plan alimenticio, si cumplen con esos porcentajes no tendrán problemas en adelgazar. Y si hablamos del tiempo pueden dedicar para empezar 10 minutos a cada aparato e iniciar con la quema de grasa. Lo pueden hacer viendo sus programas de tv.

La quema de grasa es gradual nada es de la noche a la mañana, así que nunca se me desesperen.

Recuerden no se crean lo que les dicen en la televisión, ya que nos van a bajar la luna y las estrellas para dos cosas.

1.   hacernos comprar sus productos falsos, que no funcionan; y

2.   Si son de los que compran suplementos alimenticios, aparte de eso los van a traer de vendedores y de a gratis.

PLAN DE 5 DÍAS DURANTE 6 SEMANAS

Esto es para deportistas avanzados que deseen marcar el abdomen

Lo importante en esta dieta es acostumbrarse a comer 6 veces al día. Además de desayuno, almuerzo y cena, se debe comer tres meriendas. Teniendo 1 comida permitida a la semana, esto quiere decir que puedes comer de todo en esa hora, los días sábados y domingos puedes variar la comida, pero manteniendo la buena alimentación. Omitiendo cualquier tipo de comida chatarra.

* 8 a.m.: desayuno, 11 a.m.: merienda 1.

* 1 p.m.: almuerzo, 4 p.m.: merienda 2.

* 6 p.m.: cena, 8 p.m.: merienda 3.

En esta dieta se comen los alimentos que gustan y eso ayuda a controlar el estrés. No hay nada establecido, se combinan los alimentos como se desean, y hasta se pueden consumir lo mismo todos los días. Cuidando los horarios de las comidas y de descanso, procura descansar 8 horas diarias.

DIA 1

Desayuno: 1 vaso 350 gr de licuado: se prepara con una taza de leche descremada; 1 cucharadas de yogurt sin azúcar; ½ taza de avena, cocida en agua; 2 cucharaditas de mantequilla cacahuate; 2 cucharadas de arándanos; 2 cucharaditas de proteínas en polvo.

Merienda 1: 2 cucharadas de mantequilla de maní (cacahuate) y vegetales crudos (todos los que se apetezcan).

Almuerzo: 1 sándwich de pavo o carne asada con pan integral, 1 tazón de vegetales y 1 manzana verde.

Merienda 2: 30 gr. de almendras, 1½ tazas de frutas (fresas, arándanos, moras).

Cena: 2 huevos.

Merienda 3: 1 vaso 350gr del licuado elaborado de la misma forma al del desayuno.

DIA 2

Desayuno: 2 huevos con jamón y un jugo de vegetales.

Merienda 1: 2 cucharadas de mantequilla de maní (cacahuete) y 1 taza de avena.

Almuerzo: 1 ensalada de pollo con lechuga, tomate, zanahoria, agregue los vegetales que más les guste.

Merienda 2: 3 rebanadas de jamón de pavo y una manzana verde. Cena: Pollo frito con aceite de coco y un tazón de vegetales.

Merienda 3: 30 gr de almendras, Quesos.

DIA 3

Desayuno: 1 vaso 350gr. Del licuado hecho con fresas. Con 2 huevos con jamón.

Merienda 1: 30 gr de almendras, 1 manzana verde.

Almuerzo: guacamole (hecho con aguacate, tomate y jugo de limón), dos rebanadas de pan integral. Una lata de atún en agua.

Merienda 2: 1 rebanada de queso y vegetales crudos.

Cena: 1 30gr de almendras o nueces.

Merienda 3: 30 gr de almendras, 1 vaso 350gr del licuado.

DIA 4

Desayuno: 1 rebanada de pan integral con 1 cucharadita de mantequilla de cacahuete, 1 manzana verde, 1 taza de cereal con 1 taza de leche descremada y 1 taza de fresas.

Merienda 1: 1 yogurt sin azúcar y un vaso de jugo de vegetales.

Almuerzo: 60 gr de pavo, pollo o pescado servido con rebanadas de tomate y lechuga.

Merienda 2: 30gr de almendras, 1 manzana verde.

Cena: 350gr de pechuga de pavo con una ensalada de verduras.

Merienda 3: 40gr de almendras, 1 taza de helado bajo en grasa.

DIA 5

Desayuno: 1 vaso 350gr de licuado con fresas.

Merienda 1: 1 taza de avena cocida en agua y 1 taza de yogur sin azúcar.

Almuerzo: 2 huevos con jamón de pavo dos rebanadas de pan integral, 1 manzana verde, 1 tazón de vegetales.

Merienda 2: 30gr de almendras o nueces, 1 rebanada de queso.

Cena: 350gr de carne de pavo, pollo o huevos, con ensalada de vegetales.

Merienda 3: 30 gr de almendras.

Estos son los ingredientes que debe de contener tu licuado y en algunas ocasiones tendrás que agregarle fresas.

1 taza de leche descremada

1 cucharadas de yogurt sin azúcar.

½ taza de avena, cocida en agua.

2 cucharadas pequeñas de mantequilla de cacahuate

2 cucharadas de arándanos.

2 medida de proteínas en polvo

DIETA PARA VOLUMEN MUSCULAR

1.- COMIDA (8 a.m.)

1 tazón de avena cocida en agua, endulce si lo desea con stevia

4 a 6 claras de huevo cocidas o pasadas por agua con 2 yemas solamente

2 papas medianas

2.- COMIDA (11 a.m.)

1 lata de atún en agua o pescado 360gr

1 tazón de brócoli

1 tazón de verduras

1 tazón de arroz cocido en agua

3.- COMIDA (1 p.m.)

300 gr de proteínas (pollo, atún, claras de huevo, bistec de pavo, pescado)

1 tazón de spagethy cocido en agua

1 tazón de verduras

4.- COMIDA (4 p.m.)

300 gr de proteínas (pollo, atún, claras de huevo, bistec de pavo, pescado)

1 tazón de arroz cocido en agua

5.- COMIDA (7 p.m.)

1 jugo de verduras

1 platano chico

100 gr de proteínas (pollo, atún, claras de huevo, bistec de pavo, pescado)

INDICACIONES:

Tomar ½ hora antes de las primeras 4 comidas, 4 pastillas de cromo, la primer semana de entrenamiento. Ósea una pastilla antes de cada comida; y en la segunda semana de entrenamiento doblar la dosis.

Después de cada entrenamiento de pierna
tomar 2 cucharadas de L- Carnitina.

Trate de no consumir sal o utilice solo la mitad
de lo que normalmente haga.

(Esta dieta me fue entregada personalmente por mi entrenador VARELA, en la ciudad de San Luis Potosí)

LA VERDAD SOBRE LAS DIETAS

Para muchos de nosotros las dietas se han convertido en un tormento diario, sin dejar pasar todos los malestares que nos ocasionan, como el dolor abdominal o el terrible dolor de cabeza que nos produce cuando no comemos las cantidades necesarias. Algunas dietas reducen la grasa en tu abdomen, otras solo tu masa muscular, mientras que la mayoría solo tu dinero. Y eso es lo terrible de este negocio, que ya todo es comercial, aquí lo que importa, es que sigas consumiendo productos que te van a dejar un "beneficio".

Bajar de peso, cuantas veces no soñamos con lucir un cuerpo espectacular. Pero como lo dije antes, nos encantan las soluciones fáciles y caras, cuando en realidad adelgazar es económico. Si en realidad deseas adelgazar, te va a costar mucho sudor y disciplina, pero la recompensa será excelente.

Te dejo un resumen de 2 nuevos planes alimenticio (dietas), que son estas nuevas investigaciones y también entregan buenos resultados:

DIETA MEDITERRANEA

Un estudio reciente publicado en el BRITISH JOURNAL OF NUTRITION, encontró que las personas que han pasado 10 años siguiendo esta dieta rica en frutos secos, frutas, verduras, pescado y el aceite de olivo, tuvieron menos ganancia de grasa abdominal. Por lo que también sería ideal para las personas que desean estar delgadas.

DIETA DASH

Está diseñada para reducir la presión arterial y ayudo a las personas con diabetes a perder 5 kilos en 8 semanas en un estudio Iraní. Se incluyen frutas, verduras, productos lácteos bajos en grasas, pescado, pollo, frijoles, semillas, nueces y granos enteros.

COMPOSICION DE FRUTAS Y VERDURAS

La finalidad de incluir este tema, es para que ustedes puedan observar como todos los alimentos contienen los nutrientes que nuestro cuerpo necesitan, algunos en pequeñas cantidades y otros con mayor contenido, por lo que es necesario siempre combinarlos para asegurar injerir los aportes diarios que nuestro cuerpo necesita para su adecuado funcionamiento. Y esto su puede lograr metiendo varias frutas y verduras en un extractor de jugos, cuando los pruebes no dejaras de tomarlos.

Todos los valores nutricionales que a continuación se describen, están contenidas en cada 100 gramos de producto crudo comestible. Y podrán observar que en ellas existe la ausencia de vitamina B12.

ZANAHORIA

Energía	43,0 kcal = 181 KJ
Proteínas	1,03 g
H. de C.	7,14 g
Fibra	3,00 g
Vitamina A	2813 µg
Vitamina B1	0,097 mg
Vitamina B2	0,059 mg
Niacina	1,11 mg
Vitamina B6	0,147 mg
Folatos	14,0 µg
Vitamina B12	0
Vitamina C	9,30 mg
Vitamina E	0,460 mg
Calcio	27,0 mg
Fosforo	44,0 mg
Magnesio	15,0 mg
Hierro	0,500 mg
Potasio	323 mg
Cinc	0,200 mg
Grasa Total	0,190 mg
Grasa Saturada	0,030 mg
Colesterol	O
Sodio	35,0 mg

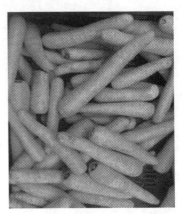

ESPINACA

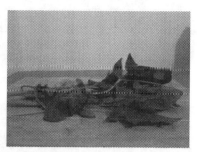

Energía	22,0 Kcal = 94,0 kJ
Proteínas	2,86 g
H. de C.	0,800 g
Fibra	2,70 g
Vitamina A	672 µg
Vitamina B1	0,078 mg
Vitamina B2	0,189 mg
Niacina	1,37 mg
Vitamina B6	0,195 mg
Folatos	194 µg
Vitamina B12	0
Vitamina C	28,1 mg
Vitamina E	1,89 mg
Calcio	99,0 mg
Fosforo	49,0 mg
Magnesio	79,0 mg
Hierro	2,71 mg
Potasio	558 mg
Cinc	0,530 mg
Grasa Total	0,350 g
Grasa Saturada	0,056 g
Colesterol	0
Sodio	79,0 mg

PIMIENTO (CHILE DULCE)

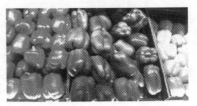

Energía	27,0 Kcal = 112 KJ
Proteínas	0,890 g
H. de C.	4,43 g
Fibra	2,00 g
Vitamina A	570 µg
Vitamina B1	0,066 mg
Vitamina B2	0,030 mg
Niacina	0,692 mg
Vitamina B6	0,248 mg
Folatos	22,0 µg
Vitamina B12	0
Vitamina C	190 mg
Vitamina E	0,690 mg
Calcio	9,00 mg
Fosforo	19,0 mg
Magnesio	10,0 mg
Hierro	0,460 mg
Potasio	177 mg
Cinc	0,120 mg
Grasa Total	0,190 g
Grasa Saturada	0,028 g
Colesterol	0
Sodio	2,00 mg

AVENA

Energía	389 Kcal = 1629 KJ
Proteínas	16,9 g
H. de C.	55,7 g
Fibra	10,6 g
Vitamina A	0
Vitamina B1	0,763 mg
Vitamina B2	0,139 mg
Niacina	4,86 mg
Vitamina B6	0,119 mg
Folatos	56,0 µg
Vitamina B12	0
Vitamina C	0
Vitamina E	0,700 mg
Calcio	54,0 mg
Fosforo	523 mg
Magnesio	177 mg
Hierro	4,72 mg
Potasio	429 mg
Cinc	3,97 mg
Grasa Total	6,90 g
Grasa Saturada	1,22 g
Colesterol	0
Sodio	2,00 mg

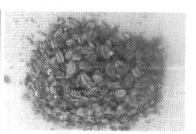

LECHUGA

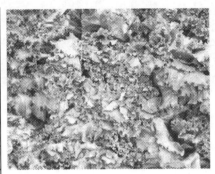

Energía	16,0 Kcal = 67 KJ
Proteínas	1,62 g
H. de C.	0,670 g
Fibra	1,70 g
Vitamina A	260 µg
Vitamina B1	0,100 mg
Vitamina B2	0,100 mg
Niacina	0,700 mg
Vitamina B6	0,047 mg
Folatos	136 µg
Vitamina B12	0
Vitamina C	24,0 mg
Vitamina E	0,440 mg
Calcio	36,0 mg
Fosforo	45,0 mg
Magnesio	6,00 mg
Hierro	1,10 mg
Potasio	290 mg
Cinc	0,250 mg
Grasa Total	0,200 g
Grasa Saturada	0,026 g
Colesterol	0
Sodio	8,00 mg

ALMENDRA

Energía	589 Kcal = 2465 KJ
Proteínas	20,0 g
H. de C.	9,50 g
Fibra	10,9 g
Vitamina A	0
Vitamina B1	0,211 mg
Vitamina B2	0,779 mg
Niacina	9,33 mg
Vitamina B6	0,113 mg
Folatos	58,7 µg
Vitamina B12	0
Vitamina C	0,600 mg
Vitamina E	24,0 mg
Calcio	266 mg
Fosforo	520 mg
Magnesio	296 mg
Hierro	3,66 mg
Potasio	732 mg
Cinc	2,92 mg
Grasa Total	52,2 g
Grasa Saturada	4,95 g
Colesterol	0
Sodio	11,0 mg

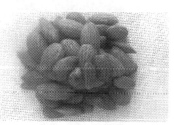

NUEZ

Energía	642 Kcal = 2686 KJ
Proteínas	14,3 g
H. de C.	13,5 g
Fibra	4,80 g
Vitamina A	12,0 µg
Vitamina B1	0,382 mg
Vitamina B2	0,148 mg
Niacina	4,19 mg
Vitamina B6	0,558 mg
Folatos	66,0 µg
Vitamina B12	0
Vitamina C	3,20 mg
Vitamina E	2,62 mg
Calcio	94,0 mg
Fosforo	317 mg
Magnesio	169 mg
Hierro	2,44 mg
Potasio	502 mg
Cinc	2,73 mg
Grasa Total	61,9 g
Grasa Saturada	5,59 g
Colesterol	0
Sodio	10,0 mg

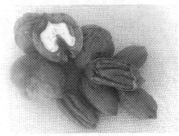

BROCOLI

Energía	28,0 Kcal = 116 KJ
Proteínas	2,98 g
H. de C.	2,24 g
Fibra	3,00 g
Vitamina A	154 µg
Vitamina B1	0,065 mg
Vitamina B2	0,119 mg
Niacina	1,12 mg
Vitamina B6	0,159 mg
Folatos	71,0 µg
Vitamina B12	0
Vitamina C	93,2 mg
Vitamina E	1,66 mg
Calcio	48,0 mg
Fosforo	66,0 mg
Magnesio	25, 0 mg
Hierro	0,880 mg
Potasio	325 mg
Cinc	0,400 mg
Grasa Total	0,350 g
Grasa Saturada	0, 054 g
Colesterol	0
Sodio	27,0 mg

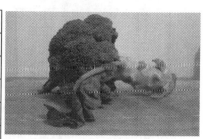

PLATANO

Energía	92,0 Kcal = 384 KJ
Proteínas	1,03 g
H. de C.	21,0 g
Fibra	2,40 g
Vitamina A	8,00 µg
Vitamina B1	0,045 mg
Vitamina B2	0,100 mg
Niacina	0,740 mg
Vitamina B6	0,578 mg
Folatos	19,1 µg
Vitamina B12	0
Vitamina C	9,10 mg
Vitamina E	0,270 mg
Calcio	6,00 mg
Fosforo	20, 0 mg
Magnesio	29,0 mg
Hierro	0,310 mg
Potasio	396 mg
Cinc	0,160 mg
Grasa Total	0,480 g
Grasa Saturada	0,185 g
Colesterol	0
Sodio	1,00 mg

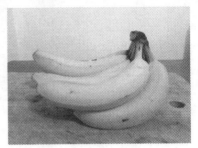

CHICHAROS

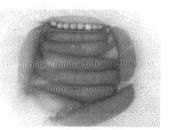

Energía	81,0 Kcal = 339 KJ
Proteínas	5,42 g
H. de C.	9,36 g
Fibra	5,10 g
Vitamina A	64,0 µg
Vitamina B1	0,266 mg
Vitamina B2	0,132 mg
Niacina	2,71 mg
Vitamina B6	0,169 mg
Folatos	65,0 µg
Vitamina B12	0
Vitamina C	40,0 mg
Vitamina E	0,390 mg
Calcio	25,0 mg
Fosforo	108 mg
Magnesio	33,0 mg
Hierro	1,47 mg
Potasio	244 mg
Cinc	1,24 mg
Grasa Total	0,400 g
Grasa Saturada	0,071 g
Colesterol	0
Sodio	5,00 mg

DURAZNO

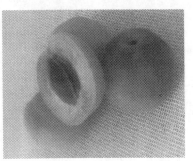

Energía	43,0 Kcal = 180 KJ
Proteínas	0,700 g
H. de C.	9,10 g
Fibra	2,00 g
Vitamina A	54,0 µg
Vitamina B1	0,017 mg
Vitamina B2	0,041 mg
Niacina	1,02 mg
Vitamina B6	0,018 mg
Folatos	3,40 µg
Vitamina B12	0
Vitamina C	6,60 mg
Vitamina E	0,700 mg
Calcio	5,00 mg
Fosforo	12,0 mg
Magnesio	7,00 mg
Hierro	0,110 mg
Potasio	197 mg
Cinc	0,140 mg
Grasa Total	0,090 g
Grasa Saturada	0,010 g
Colesterol	0
Sodio	1,00 mg

UVA

Energía	71,0 Kcal = 297 KJ
Proteínas	0,660 g
H. de C.	16,8 g
Fibra	1,00 g
Vitamina A	7,00 µg
Vitamina B1	0,092 mg
Vitamina B2	0,057 mg
Niacina	0,350 mg
Vitamina B6	0,110 mg
Folatos	3,90 µg
Vitamina B12	0
Vitamina C	10,8 mg
Vitamina E	0,700 mg
Calcio	11,0 mg
Fosforo	13,0 mg
Magnesio	6,00 mg
Hierro	0,260 mg
Potasio	185,0 mg
Cinc	0,050 mg
Grasa Total	0,580 g
Grasa Saturada	0,189 g
Colesterol	0
Sodio	2,00 mg

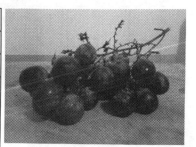

FRESA

Energía	30,0 Kcal = 127 KJ
Proteínas	0,610 g
H. de C.	4,72 g
Fibra	2,30 g
Vitamina A	3,00 µg
Vitamina B1	0,020 mg
Vitamina B2	0,066 mg
Niacina	0,347 mg
Vitamina B6	0,059 mg
Folatos	17,7 µg
Vitamina B12	0
Vitamina C	56,7 mg
Vitamina E	0,140 mg
Calcio	14,0 mg
Fosforo	19,0 mg
Magnesio	10,0 mg
Hierro	0,380 mg
Potasio	166 mg
Cinc	0,130 mg
Grasa Total	0,370 g
Grasa Saturada	0,020 g
Colesterol	0
Sodio	1,00 mg

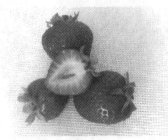

AGUACATE

Energía	161 Kcal = 674 KJ
Proteínas	1,98 g
H. de C.	2,39 g
Fibra	5,00 g
Vitamina A	61,0 µg
Vitamina B1	0,108 mg
Vitamina B2	0,122 mg
Niacina	2,27 mg
Vitamina B6	0,500 mg
Folatos	61,9 µg
Vitamina B12	0
Vitamina C	7,90 mg
Vitamina E	2,30 mg
Calcio	11,0 mg
Fosforo	41,0 mg
Magnesio	39,0 mg
Hierro	1,02 mg
Potasio	599 mg
Cinc	0,420 mg
Grasa Total	15,3 g
Grasa Saturada	2,44 g
Colesterol	0
Sodio	10,0 mg

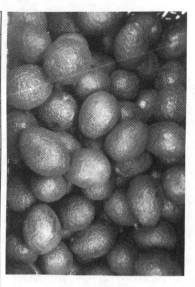

PERA

Energía	59,0 Kcal = 247 KJ
Proteínas	0,390 g
H. de C.	12,7 g
Fibra	2,40 g
Vitamina A	2,00 µg
Vitamina B1	0,020 mg
Vitamina B2	0,040 mg
Niacina	0,100 mg
Vitamina B6	0,018 mg
Folatos	7,30 µg
Vitamina B12	0
Vitamina C	4,00 mg
Vitamina E	0,500 mg
Calcio	11,0 mg
Fosforo	11,0 mg
Magnesio	6,00 mg
Hierro	0,250 mg
Potasio	125,0 mg
Cinc	0,120 mg
Grasa Total	0,400 g
Grasa Saturada	0,022 g
Colesterol	0
Sodio	0

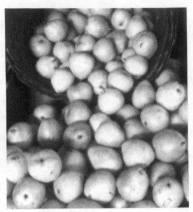

LIMON

Energía	29,0 Kcal = 123 KJ
Proteínas	1,10 g
H. de C.	6,52 g
Fibra	2,80 g
Vitamina A	3,00 µg
Vitamina B1	0,040 mg
Vitamina B2	0,020 mg
Niacina	0,100 mg
Vitamina B6	0,080 mg
Folatos	10,6 µg
Vitamina B12	0
Vitamina C	53,0 mg
Vitamina E	0,240 mg
Calcio	26,0 mg
Fosforo	16,0 mg
Magnesio	8,00 mg
Hierro	0,600 mg
Potasio	138 mg
Cinc	0,060 mg
Grasa Total	0,300 g
Grasa Saturada	0,039 g
Colesterol	0
Sodio	2,00 mg

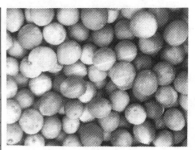

LENTEJAS

Energía	338 Kcal = 1413 KJ
Proteínas	28,1 g
H. de C.	26,6 g
Fibra	30,5 g
Vitamina A	4,00 µg
Vitamina B1	0,475 mg
Vitamina B2	0,245 mg
Niacina	6,80 mg
Vitamina B6	0,535 mg
Folatos	433 µg
Vitamina B12	0
Vitamina C	6,20 mg
Vitamina E	0,330 mg
Calcio	51,0 mg
Fosforo	454 mg
Magnesio	107 mg
Hierro	9,02 mg
Potasio	905,0 mg
Cinc	3,61 mg
Grasa Total	0,960 g
Grasa Saturada	0,135 g
Colesterol	0
Sodio	10,0 mg

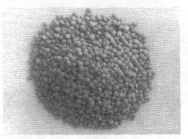

CALABACITA

Energía	14,0 Kcal = 60,0 KJ
Proteínas	1,16 g
H. de C.	1,70 g
Fibra	1,20 g
Vitamina A	34,0 µg
Vitamina B1	0,070 mg
Vitamina B2	0,030 mg
Niacina	0,567 mg
Vitamina B6	0,089 mg
Folatos	22,1 µg
Vitamina B12	0
Vitamina C	9,00 mg
Vitamina E	0,120 mg
Calcio	15,0 mg
Fosforo	32,0 mg
Magnesio	22,0 mg
Hierro	0,420 mg
Potasio	248,0 mg
Cinc	0,200 mg
Grasa Total	0,140 g
Grasa Saturada	0,029 g
Colesterol	0
Sodio	3,00 mg

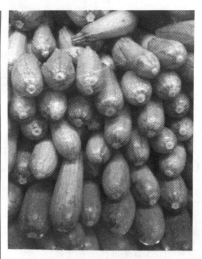

ACEITUNAS

Energía	115 Kcal = 480 KJ
Proteínas	0,840 g
H. de C.	3,06 g
Fibra	3,20 g
Vitamina A	40,0 µg
Vitamina B1	0,003 mg
Vitamina B2	0
Niacina	0,037 mg
Vitamina B6	0,009 mg
Folatos	0
Vitamina B12	0
Vitamina C	0,900 mg
Vitamina E	3,00 mg
Calcio	88,0 mg
Fosforo	3,00 mg
Magnesio	4,00 mg
Hierro	3,30 mg
Potasio	8,00 mg
Cinc	0,220 mg
Grasa Total	10,7 g
Grasa Saturada	1,42 g
Colesterol	0
Sodio	872 mg

GUAYABA

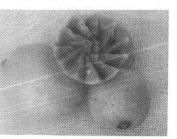

Energía	51,0 Kcal = 211,0 KJ
Proteínas	0,820 g
H. de C.	6,48 g
Fibra	5,40 g
Vitamina A	79,0 µg
Vitamina B1	0,050 mg
Vitamina B2	0,050 mg
Niacina	1,32 mg
Vitamina B6	0,143 mg
Folatos	14,0 µg
Vitamina B12	0
Vitamina C	184,0 mg
Vitamina E	1,12 mg
Calcio	20,0 mg
Fosforo	25,0 mg
Magnesio	10,0 mg
Hierro	0,310 mg
Potasio	284,0 mg
Cinc	0,230 mg
Grasa Total	0,600 g
Grasa Saturada	0,172 g
Colesterol	0
Sodio	3,00 mg

ALCACHOFAS

Energía	47,0 Kcal = 196 KJ
Proteínas	3,27 g
H. de C.	5,11 g
Fibra	5,40 g
Vitamina A	18,0 µg
Vitamina B1	0,072 mg
Vitamina B2	0,066 mg
Niacina	1,05 mg
Vitamina B6	0,116 mg
Folatos	68,0 µg
Vitamina B12	0
Vitamina C	11,7 mg
Vitamina E	0,190 mg
Calcio	44,0 mg
Fosforo	90,0 mg
Magnesio	60,0 mg
Hierro	1,28 mg
Potasio	370,0 mg
Cinc	0,490 mg
Grasa Total	0,150 g
Grasa Saturada	0,035 g
Colesterol	0
Sodio	94,0 mg

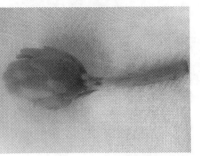

RABANO

Energía	17,0 Kcal = 69,0 KJ
Proteínas	0,600 g
H. de C.	1,99 g
Fibra	1,60 g
Vitamina A	1,00 µg
Vitamina B1	0,005 mg
Vitamina B2	0,045 mg
Niacina	0,367 mg
Vitamina B6	0,071 mg
Folatos	27,0 µg
Vitamina B12	0
Vitamina C	22,8 mg
Vitamina E	0,001 mg
Calcio	21,0 mg
Fosforo	18,0 mg
Magnesio	9,00mg
Hierro	0,290 mg
Potasio	232 mg
Cinc	0,300 mg
Grasa Total	0,540 g
Grasa Saturada	0,030 g
Colesterol	0
Sodio	24,0 mg

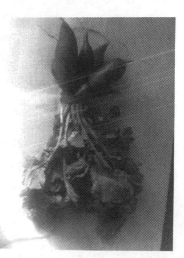

CARAMBOLA

Energía	33,0 Kcal = 138 KJ
Proteínas	0,540 g
H. de C.	5,13 g
Fibra	2,70 g
Vitamina A	49,0 µg
Vitamina B1	0,028 mg
Vitamina B2	0,027 mg
Niacina	0,478 mg
Vitamina B6	0,100 mg
Folatos	14,0 µg
Vitamina B12	0
Vitamina C	21,2 mg
Vitamina E	0,370 mg
Calcio	4,00 mg
Fosforo	16,0 mg
Magnesio	9,00 mg
Hierro	0,260 mg
Potasio	163,0 mg
Cinc	0,110 mg
Grasa Total	0,350 g
Grasa Saturada	0,023 g
Colesterol	0
Sodio	2,00 mg

KIWI

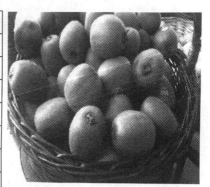

Energía	61,0 Kcal = 254 KJ
Proteínas	0,990 g
H. de C.	11,5 g
Fibra	3,40 g
Vitamina A	18,0 µg
Vitamina B1	0,020 mg
Vitamina B2	0,050 mg
Niacina	0,500 mg
Vitamina B6	0,090 mg
Folatos	38,0 µg
Vitamina B12	0
Vitamina C	98,0 mg
Vitamina E	1,12 mg
Calcio	26,0 mg
Fosforo	40,0 mg
Magnesio	30,0 mg
Hierro	0,410 mg
Potasio	332,0 mg
Cinc	0,170 mg
Grasa Total	0,440 g
Grasa Saturada	0,029 g
Colesterol	0
Sodio	5,00 mg

MANZANA

Energía	59,0 Kcal = 245 KJ
Proteínas	0,190 g
H. de C.	12,6 g
Fibra	2,70 g
Vitamina A	5,00 µg
Vitamina B1	0,017 mg
Vitamina B2	0,014 mg
Niacina	0,110 mg
Vitamina B6	0,048 mg
Folatos	2,80 µg
Vitamina B12	0
Vitamina C	5,70 mg
Vitamina E	0,320 mg
Calcio	7,00 mg
Fosforo	7,00 mg
Magnesio	5,00 mg
Hierro	0,180 mg
Potasio	115,0 mg
Cinc	0,040 mg
Grasa Total	0,360 g
Grasa Saturada	0,058 g
Colesterol	0
Sodio	1,50 mg

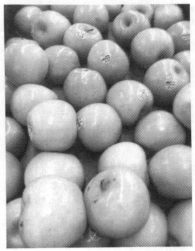

APIO

Energía	16,0 Kcal = 67,0 KJ
Proteínas	0,750 g
H. de C.	1,95 g
Fibra	1,70 g
Vitamina A	13,0 µg
Vitamina B1	0,046 mg
Vitamina B2	0,045 mg
Niacina	0,490 mg
Vitamina B6	0,087 mg
Folatos	28,0 µg
Vitamina B12	0
Vitamina C	7,00 mg
Vitamina E	0,360 mg
Calcio	40,0 mg
Fosforo	25,0 mg
Magnesio	11,0 mg
Hierro	0,400 mg
Potasio	287 mg
Cinc	0,130 mg
Grasa Total	0,140 g
Grasa Saturada	0,037 g
Colesterol	0
Sodio	87,0 mg

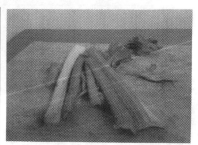

ESPARRAGO

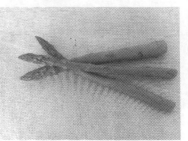

Energía	23,0 Kcal = 98,0 KJ
Proteínas	2,28 g
H. de C.	2,44 g
Fibra	2,10 g
Vitamina A	58,0 μg
Vitamina B1	0,140 mg
Vitamina B2	0,128 mg
Niacina	1,54 mg
Vitamina B6	0,131 mg
Folatos	128,0 μg
Vitamina B12	0
Vitamina C	13,2 mg
Vitamina E	2,00 mg
Calcio	21,0 mg
Fosforo	56,0 mg
Magnesio	18,0 mg
Hierro	0,870 mg
Potasio	273,0 mg
Cinc	0,460 mg
Grasa Total	0,200 g
Grasa Saturada	0,046 g
Colesterol	0
Sodio	2,00 mg

AVELLANAS

Energía	632 Kcal = 2634 KJ
Proteínas	13,0 g
H. de C.	9,20 g
Fibra	6,10 g
Vitamina A	7,00 µg
Vitamina B1	0,500 mg
Vitamina B2	0,110 mg
Niacina	4,74 mg
Vitamina B6	0,612 mg
Folatos	71,8 µg
Vitamina B12	0
Vitamina C	1,00 mg
Vitamina E	23,9 mg
Calcio	188,0 mg
Fosforo	312,0 mg
Magnesio	285,0 mg
Hierro	3,27 mg
Potasio	445 mg
Cinc	2,40 mg
Grasa Total	62,6 g
Grasa Saturada	4,60 g
Colesterol	0
Sodio	3,00 mg

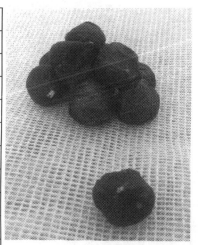

BERENJENA

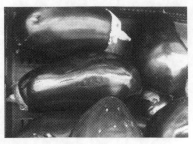

Energía	26,0 Kcal = 107 KJ
Proteínas	1,02 g
H. de C.	3,57 g
Fibra	2,50 g
Vitamina A	8,00 µg
Vitamina B1	0,052 mg
Vitamina B2	0,034 mg
Niacina	0,748 mg
Vitamina B6	0,084 mg
Folatos	19,0 µg
Vitamina B12	0
Vitamina C	1,70 mg
Vitamina E	0,030 mg
Calcio	7,00 mg
Fosforo	22,0 mg
Magnesio	14,0 mg
Hierro	0,270 mg
Potasio	217,0 mg
Cinc	0,140 mg
Grasa Total	0,180 g
Grasa Saturada	0,034 g
Colesterol	0
Sodio	3,00 mg

ARANDANO

Energía	56,0 Kcal = 236 KJ
Proteínas	0,670 g
H. de C.	11,4 g
Fibra	2,70 g
Vitamina A	10,0 µg
Vitamina B1	0,048 mg
Vitamina B2	0,050 mg
Niacina	0,490 mg
Vitamina B6	0,036 mg
Folatos	6,40 µg
Vitamina B12	0
Vitamina C	13,0 mg
Vitamina E	1,00 mg
Calcio	6,00 mg
Fosforo	10,0 mg
Magnesio	5,00 mg
Hierro	0,170 mg
Potasio	89,0 mg
Cinc	0,110 mg
Grasa Total	0,380 g
Grasa Saturada	0,032 g
Colesterol	0
Sodio	6,00 mg

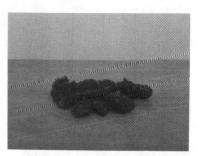

COL

Energía	25,0 Kcal = 105 KJ
Proteínas	1,44 g
H. de C.	3,13 g
Fibra	2,30 g
Vitamina A	13,0 µg
Vitamina B1	0,050 mg
Vitamina B2	0,040 mg
Niacina	0,550 mg
Vitamina B6	0,096 mg
Folatos	43,0 µg
Vitamina B12	0
Vitamina C	32,2 g
Vitamina E	0,105 mg
Calcio	47,0 mg
Fosforo	23,0 mg
Magnesio	15,0 mg
Hierro	0,590 mg
Potasio	246,0 mg
Cinc	0,180 mg
Grasa Total	0,270 g
Grasa Saturada	0,033 g
Colesterol	0
Sodio	18,0 mg

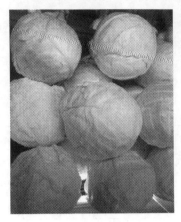

CHAMPIÑON

Energía	25,0 Kcal = 106 KJ
Proteínas	2,09 g
H. de C.	3,45 g
Fibra	1,20 g
Vitamina A	0
Vitamina B1	0,120 mg
Vitamina B2	0,449 mg
Niacina	4,90 mg
Vitamina B6	0,097 mg
Folatos	21,1 μg
Vitamina B12	0
Vitamina C	3,50 mg
Vitamina E	0,120 mg
Calcio	5,00 mg
Fosforo	104,0 mg
Magnesio	10,0 mg
Hierro	1,24 mg
Potasio	370,0 mg
Cinc	0,730 mg
Grasa Total	0,420 g
Grasa Saturada	0,056 g
Colesterol	0
Sodio	4,00 mg

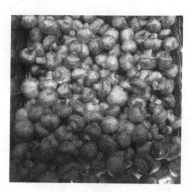

ACELGA

Energía	19,0 Kcal = 80,0 KJ
Proteínas	1,82 g
H. de C.	0,270 g
Fibra	3,70 g
Vitamina A	610,0 µg
Vitamina B1	0,100 mg
Vitamina B2	0,220 mg
Niacina	0,883 mg
Vitamina B6	0,106 mg
Folatos	14,8 µg
Vitamina B12	0
Vitamina C	30,0 mg
Vitamina E	1,50 mg
Calcio	119,0 mg
Fosforo	40,0 mg
Magnesio	72,0 mg
Hierro	3,30 mg
Potasio	547 mg
Cinc	0,380 mg
Grasa Total	0,060 g
Grasa Saturada	0,009 g
Colesterol	0
Sodio	201,0 mg

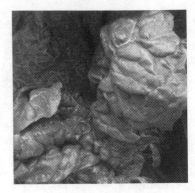

PUERROS

Energía	61,0 Kcal = 255 KJ
Proteínas	1,50 g
H. de C.	12,4 g
Fibra	1,80 g
Vitamina A	10,0 µg
Vitamina B1	0,060 mg
Vitamina B2	0,030 mg
Niacina	0,600 mg
Vitamina B6	0,233 mg
Folatos	64,1 µg
Vitamina B12	0
Vitamina C	12,0 mg
Vitamina E	0,920 mg
Calcio	59,0 mg
Fosforo	35,0 mg
Magnesio	28,0 mg
Hierro	2,10 mg
Potasio	180,0 mg
Cinc	0,120 mg
Grasa Total	0,300 g
Grasa Saturada	0,040 g
Colesterol	0
Sodio	20,0 mg

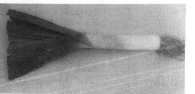

COCO

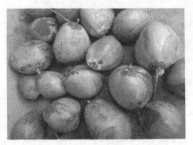

Energía	354 Kcal = 1480 KJ
Proteínas	3,33 g
H. de C.	6,23 g
Fibra	9,00 g
Vitamina A	0
Vitamina B1	0,066 mg
Vitamina B2	0,020 mg
Niacina	1,19 mg
Vitamina B6	0,054 mg
Folatos	26,4 µg
Vitamina B12	0
Vitamina C	3,30 mg
Vitamina E	0,730 mg
Calcio	14,0 mg
Fosforo	113,0 mg
Magnesio	32,0 mg
Hierro	2,43 mg
Potasio	356,0 mg
Cinc	1,10 mg
Grasa Total	33,5 g
Grasa Saturada	29,7 g
Colesterol	0
Sodio	20,0 mg

PEPINO

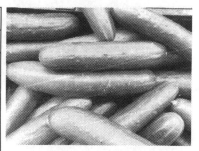

Energía	13,0 Kcal = 53,0 KJ
Proteínas	0,690 g
H. de C.	1,96 g
Fibra	0,800 g
Vitamina A	21,0 µg
Vitamina B1	0,024 mg
Vitamina B2	0,022 mg
Niacina	0,304 mg
Vitamina B6	0,042 mg
Folatos	13,0 µg
Vitamina B12	0
Vitamina C	5,30 mg
Vitamina E	0,079 mg
Calcio	14,0 mg
Fosforo	20,0 mg
Magnesio	11,0 mg
Hierro	0,260 mg
Potasio	144,0 mg
Cinc	0,200 mg
Grasa Total	0,130 g
Grasa Saturada	0,034 g
Colesterol	0
Sodio	2,00 mg

Estos son algunos productos que dentro de su valor nutricional nos favorecen a tener un metabolismo ágil y saludable, por lo que si necesitan saber el valor de otras frutas y verduras, pueden comprar libros que estén enfocados a esa información o en internet pueden encontrar una gran cantidad de sitios con solo poner en tu buscador favorito: "valor nutricional de frutas y verduras".

μg.- su significado es microgramo

mg.- su significado es miligramos

g.- su significado es gramos

LA IMPORTANCIA DEL PH EN EL CUERPO HUMANO

Hace años se descubrió que tener un cuerpo de PH alcalino favorece a tener un buen sistema inmunológico, por la facilidad con la que nuestro cuerpo se puede defender de enfermedades y claro se pudo comprobar que por otra parte tener un PH acido beneficia el crecimiento de los tumores cancerígenos, por lo tanto debemos de llevar una dieta que aparte de favorecer nuestro metabolismo, también le proporcione las herramientas necesarias para poder regenerarse y esta debe de consistir en un plan alimenticio que beneficie nuestro PH alcalino.

A continuación de dejo una pequeña tabla donde trataremos de abarcar todos los grupos alimenticios, donde podamos ver los dos grupos de diferentes PH.

LOS ALIMENTOS ACIDOS Y LOS ALCALINOS		
PRODUCTOS	PH ACIDO	PH ALCALINO
SEMILLAS	SOJA, LENTEJAS	GARBANZO, JUDIAS
VERDURAS Y HOJAS		TODAS
CEREALES	TODOS	
FRUTAS	CIRUELAS,ARANDANOS, LIMON, NARANJA.	LAS DEMAS

FRUTOS SECOS	CACAHUATES, NUECES Y ANACARDO	ALMENDRAS
LACTEOS	QUESOS, AUN MAS LOS FERMENTADOS	LECHE, YOGURT
COMIDA REFINADA	REFRESCOS, SALSAS, PIZZAS, SOPAS, JUGOS, TODAS	
HUEVO Y TODAS LAS CARNES	TODOS	

Con lo anterior no te pido que evites por completo los alimentos naturales de PH acido, sino una combinación de ambos, para mantener a tu cuerpo en una forma ideal. Lo que si puedes totalmente evitar es la comida refinada o chatarra.

PH.- El significado es potencial de hidrogeno, el cual se utiliza para medir la acidez o alcalinidad de una solución. La escala se mide de 0 al 14, donde 0 significa ácido, 7 sería neutro y 14 alcalino. En el mercado existen unas pequeñas tiras que se utilizan para medir el nivel de acidez de los productos, y son fáciles de conseguir por si tienes curiosidad.

El cuerpo humano no es homogéneo en cuanto al PH, ya que los órganos tienen diferente grados de PH.

A continuación les dejo otra tabla:

	sustancia	PH aproximado
acido	Ácido sulfúrico	1
	Ácido gástrico	2
	refrescos	2.5
	Jugo de naranja	3
	cerveza	4.5
	Café	5

	Leche	6.5
neutro	Agua	7
	saliva	6.5 a 7.4
	sangre	7.35 a 7.45
	Agua de mar	8
	jabón	9 a 10
	amoniaco	11.5
	lejía	13
alcalino		14

YA PARA TERMINAR SI SUFREN DE ALGUNA ENFERMEDAD O PROBLEMA CRONICO, CONSULTEN A SU MEDICO, YA QUE SI TIENE CIERTA DIFICULTAD PARA HACER EJERCICIO, PODRIAN TENER PROBLEMAS PARA SU SALUD. ASI COMO PARA SER ORIENTADOS EN CUANTO AL EJERCICIO QUE MAS LES CONVIENE Y LA FRECUENCIA CON LA QUE DEBEN DE PRACTICARLO, TOMANDO EN CUENTA SU EDAD Y CONDICION FISICA.

TRATEN SIEMPRE DE COMPRAR Y CONSUMIR FRUTAS Y VERDURAS DE TEMPORADA, YA QUE CONTIENE SUS NUTRIENTES DE MEJOR CALIDAD.

DEBEN DE DESINFECTAR EL TIEMPO QUE SEA NECESARIO LAS FRUTAS Y VERDURAS. LOS BOTES LOS VENDEN EN TODOS LOS SUPERMERCADOS.

TAMBIEN EXISTEN CANALES DE COCINA FACIL Y SALUDABLE DENTRO DE LAS SEÑALES DE PAGA, UNO QUE A MI ME GUSTA MUCHO ES "EL GOURMET", SOBRE TODO EL PROGRAMA DE "ECO COCINA CON MARTINIANO". EN EL VERAN LO FACIL QUE ES HACER PLATILLOS SALUDABLES, SE LOS RECOMIENDO.

TU PUEDES

Tener el buen habito de ejercitarte varios días a la semana, tiene muchos beneficios que van directamente a nuestra buena salud, por lo que el esfuerzo vale cada segundo empleado. Ser disciplinado no es nada sencillo, pero el día que logros serlo, no tendrás límites para ti, ya que te acostumbraras al esfuerzo y los resultados.

Si tu meta es solo adelgazar, te recomiendo que te pongas metas que sobre pasen la del simple hecho de adelgazar, porque el día que lo logres puedes volver a caer en la tentación de los pecados de la comida chatarra, por lo que sería necesario replantear tal idea, trata de ir mas allá y visualízate con un cuerpo más sano, más fuerte y más ágil. Por qué no trabajar más tus músculos, donde puedas mostrarte de mejor forma.

La clave de tener un cuerpo en excelente condición, es mantener un buen plan alimenticio y ejercitarte frecuentemente, solo así podrás mantenerte. De otra forma si decides darte esos malos gustos, podrías perder todo lo que has ganado, por lo que caerías nuevamente en el vicio de las comidas refinadas.

Por lo que te consejo que optes por una vida dinámica que no es nada cómoda, pero te dará todos los benéficos que necesitas para tener salud. Llevar una vida fácil sería estar largas horas sentado en un sillón viendo programas televisivos y comer cuanta comida chatarra te encuentres en tu camino, mejor vive de una forma más activa, en lugar de estar viendo la tele, opta por ponerte unos tenis y salir a caminar, trotar, correr o ve a un gimnasio. Ha y te lo vuelvo a repetir, come de forma saludable mínimo 5 días a la semana.

Entonces trata de visualizarte cada día mejor y nunca, pero nunca seas conformista, ya que al realizar tus planes podrías bajar la guardia y ser derrotado.

Yo sé que tú puedes ejercitarte, no lo veas como un obstáculo, tómalo como un reto, uno de tantos que has tenido en tu vida y que estoy seguro que los has superado, al mover tu cuerpo aumentaras la producción de serotonina y al obtenerla adiós a la ansiedad y depresión. Pero recuerda y nunca lo olvides TU ERES EL MAYOR EJEMPLO DE TUS HIJO, ellos imitaran todos tus hábitos.

CONCLUSIONES

Adelgazar es difícil, pero cuando se quiere, si se puede, incluso para mi es divertido todos los días el combinar los diferentes alimentos y de esa manera disfrutar cada día sabores diferentes, no solo en las carnes, sino también en los jugos de vegetales, ya que las diferentes combinaciones que hago diariamente me dan sabores que se disfrutan en cada sorbo que tomo.

Aquí en este libro tienen la clave para cumplir sus metas de poder tener un cuerpo vigoroso y saludable, como leyeron en este libro, todos los alimentos están al alcance de la mano, los pueden encontrar en las fruterías más cercanas, incluso de esta forma podrán dejar de gastar dinero innecesariamente y tendrán la recompensa de tener un metabolismo dinámico.

El sobrepeso es una enfermedad que como todas nos hacen más débiles e inútiles para poder llevar a cabo varias funciones diarias, pero como las mayorías de las enfermedades esta tiene solución y está al alcance de nuestras manos, yo sé que en ocasiones es difícil comer en nuestros domicilios, solamente debemos de cuidar que es lo que estamos consumiendo, recuerden comer en pequeñas cantidades todos los derivados de las harinas y del maíz, si pueden evitarlos mucho mejor. Si cuidamos estos productos podremos tener éxito en nuestra perdida de grasa corporal.

El ejercicio es parte importante para la pérdida de peso, así que no olviden practicarlo, ya sea en intensidad baja, medio o alta; esto nos ayudara a acelerar nuestro metabolismo y de esa forma quemar el exceso de grasa que tenemos en nuestro cuerpo.

Recuerden hay una gran diferencia entre bajar de peso y quemar grasa, cualquier persona puede bajar de peso simplemente con dejar de comer, pero lo hará a un precio alto ya que afectara su metabolismo y como consecuencia todas las funciones del cuerpo. A diferencia de quemar la grasa de nuestro cuerpo veremos cómo nuestro organismo se vuelve cada día más y más fuerte. Así que adelante que todo se puede en esta vida.

Todo se puede en esta vida, cuida tu cuerpo.
Por qué en el estarás toda tu existencia

Ni crean que ya terminamos, ahora me van
a responder algunas preguntas.

1. ¿Que es el metabolismo?

2. ¿Cuántos tipos de metabolismo existen?

3. ¿Diferencia cada uno de ellos?

4. ¿Diferencia entre carbohidratos refinados y los naturales?

5. ¿Cuáles son los 4 elementos que debemos de agregar a nuestro plan alimenticio?

A.- Carbohidratos naturales, proteína, aceite, agua.

B.- Carbohidratos refinados, proteína, aceite, agua.

6. ¿Los ACEITES o GRASAS son la principal causa de obesidad en el mundo?

7. ¿Qué es lo que realmente está causando el problema de la obesidad?

8. ¿Es importante ejercitar nuestro cuerpo?

Según lo leído que tipo de metabolismo tiene tu cuerpo_____
_____

Es hora de elaborar tu propio plan alimenticio.

DESAYUNO

COMIDA

CENA

*Recuerda siempre iniciar y finalizar con un vaso de leche de alpiste

*Siempre agrega carbohidratos naturales, proteínas, aceite y agua.

*Si lo deseas puedes agregar colaciones. Son tentempiés, refrigerios o snack. (Naturales)

BIOGRAFÍA

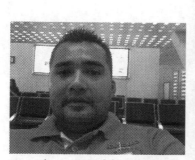

cuando tenia 100kg de peso

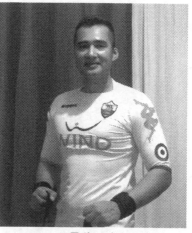

tengo 74kg de peso

Graduado de la universidad mesoamericana como licenciado en derecho, en el estado de San Luis Potosí, ha dedicado más de 20 años al deporte, por muchos años fue instructor y dueño de gimnasio, pero desde hace 5 años se ha dado a la tarea de investigar las rutinas que más ayudan a quemar la grasa, así como los diversos planes alimenticios que existen, actualmente ayuda a las personas a adelgazar.